轻松急诊超声检查

Emergency Ultrasound Made Easy

注　意

决定患者最佳治疗方式及实施方式是经治医师的责任，这有赖于其个人经验和对每位患者的了解。出版商和著者对于因本出版物而引起的任何人身财产损伤和（或）损失，均不承担任何责任。

出版者

轻松急诊超声检查

Emergency Ultrasound Made Easy

主　编　Justin Bowra
Russell E McLaughlin

译　者　薛利芳

北京大学医学出版社
Peking University Medical Press

Emergency Ultrasound Made Easy
Justin Bowra，Russell E McLaughlin
ISBN-13: 978-0-443-10150-2
ISBN-10: 0-443-10150-7

Authorized Simplified Chinese translation from English language edition published by the Proprietor.
978-981-259-738-0
981-259-738-7

Elsevier (Singapore) Pte Ltd.
3 Killiney Road, #08-01 Winsland House I, Singapore 239519
Tel: (65) 6349-0200, Fax: (65) 6733-1817
First Published 2007
2007 年初版

北京市版权局著作权合同登记号：图字：01-2006-5592

图书在版编目（CIP）数据

轻松急诊超声检查／（澳）鲍勒（Bowra，J.），（英）麦克劳克林（McLaughlin，R.E.）著；薛利芳译. —北京：北京大学医学出版社，2007.2

书名原文：Emergency Ultrasound Made Easy

ISBN 978-7-81116-230-1

Ⅰ. 轻... Ⅱ. ①鲍... ②麦... ③薛... Ⅲ. 超声波诊断 Ⅳ. R445.1

中国版本图书馆 CIP 数据核字（2007）第 032883 号

轻松急诊超声检查

译　　者：薛利芳

出版发行：北京大学医学出版社 (电话：010-82802230)

地　　址：(100083) 北京市海淀区学院路38号　北京大学医学部院内

网　　址：http://www.pumpress.com.cn

E-mail：booksale@bjmu.edu.cn

印　　刷：莱芜市圣龙印务有限责任公司

经　　销：新华书店

责任编辑：马联华　　责任校对：杜悦　　责任印制：郭桂兰

开　　本：889mm × 1194mm　1/32　印张：6　字数：162 千字

版　　次：2007 年 4 月第 1 版 2007 年 4 月第 1 次印刷

书　　号：ISBN 978-7-81116-230-1

定　　价：29.00 元

目 录

著者名单

Dr Roslyn Bell BSc MRCS FRCR
Specialist Registrar in Radiology Royal Victoria Hospital
Belfast, UK

Dr Justin Bowra MBBS FACEM
Director of Emergency Medicine Training Department of Emergency Medicine
Liverpool Hospital, Sydney, Australia

Mr Niall Collum MRCSE
Specialist Registrar in Emergency Medicine, Belfast City Hospital
Belfast, UK

Dr Fergal Cummins
Emergency Registrar, Terenure
Dublin, Eire

Dr Michael Hyland FRCR
Consultant Radiologist, Ulster Hospital
Belfast, UK

Dr Anthony P Joseph FACEM
Emergency Physician, Royal North Shore Hospital,
Lecturer, Faculty of Medicine, University of Sydney, Australia

Dr Sabrina Kuah FRANZCOG
Consultant Obstetrician and Gynaecologist
Pebble Bay, Singapore

Dr Stella McGinn PhD FRACP MRCPE
Staff Specialist in Nephrology Royal North Shore Hospital,
Clinical Senior Lecturer, Department of Medicine
Northern Clinical School, University of Sydney, Australia

Mr Sean J McGovern FFAEM FRCSI
Consultant in Emergency Medicine
Ulster Hospital
Belfast, UK

Mr Russell E McLaughlin MB FRCSI FFAEM MMedSci
Consultant in Emergency Medicine Ulster Hospital
Belfast, UK

Mr Charles J Martyn BScHons FRCSI FFAEM
Consultant in Emergency Medicine and Clinical Director Specialist Surgery
Ulster Hospital, Belfast, UK

Dr George Robert Rudan MBBS FRACP
Consultant Physician, Cardiologist
Manly Hospital
Sydney, Australia

Dr Peter K Thompson BSc FRCS FFAEM FACEM
Consultant in Emergency Medicine
King's College Hospital
London, UK

Dr R E Richard Wright MPhil FFRRCSI FRCR
Consultant Radiologist, Ulster Hospital
Clinical Director, Clinical Diagnostics Directorate
Belfast, UK

前　言

超声检查是一种安全、快速、无痛、无创的影像技术，已被放射学家、心脏病学家（超声心动图）和产科医生广泛应用于临床。然而在急诊科，超声检查的应用仍属一种新事物。

急诊超声检查主要是用来回答非常具体的问题，如是否有腹主动脉瘤；外伤后，腹腔内有无游离积液（如血液）。与其他影像技术（如 CT）不同，急诊超声检查能够到达患者床边进行快速检查。

但是，急诊超声检查并不能替代由经过良好培训的放射学家进行的正规超声检查，它也不能替代常规的检查，如产前超声检查。急诊超声检查在一些领域（如小儿骨折的急诊超声诊断）中的应用正处在发展之中，本书将来的修订版对此还会有所反映。

《轻松急诊超声检查》一书主要针对在急诊科、手术室和监护室工作的医生的需要编写，但其应用范围不仅限于此，可以相当广泛，如其包含了可以使所有医院医生都感兴趣的深静脉血栓的快速诊断内容，以及手术室进行的超声引导下的中心静脉插管内容。

虽然目前已经出版了许多优秀的综合性超声检查教科书，但本书的设计与这些教科书不同，本书是目前仅有的一本袖珍版的、为读者提供急诊超声检查的用法和解释的快速指南，是一本被设计为在急诊状态下（如对外伤休克患者）容易使用的图书。

致　谢

感谢我们的妻子 Stella McGinn 和 Ros Bell，没有她们的宽容和鼓励，就没有这本书！感谢悉尼 St Georges 医院放射科专家，Dr. Sanjeeva Abeywickrema。

缩　写

注释：许多缩写没有被标准化。例如，“artery”可能缩写成 A 或 a；“free fluid”可能会缩写成FF、ff、f或f.f.；“right internal jugular vein”可能缩写成 rij 或 RIJV；“right kidney”可能会缩写成 Rk 或 rk。

A	artery，动脉
AAA	abdominal aortic aneurysm，腹主动脉瘤
AP	anteroposterior，前后径
ARF	acute renal failure，急性肾衰
ASIS	anterior superior iliac spine，髂前上棘
ATLS	Advanced Trauma Life Support，高级创伤生命支持
bl	bladder，膀胱
CBD	common bile duct，胆总管
CCA	common carotid artery，颈总动脉
CCF	congestive cardiac failure，充血性心力衰竭
CPD	continuous professional development，继续职业发展
CPR	cardiopulmonary resuscitation，心肺复苏
CT	computed tomography，电子计算机体层摄影（术），CT 检查
CVC	central vein cannula，中心静脉插管
CXR	chest X-ray，胸部 X 线
DDH	development dysplasia of hip，髋部发育不良
DPL	diagnostic peritoneal lavage，诊断性腹穿
DVT	deep vein thrombosis，深静脉血栓
EBU	emergency bedside ultrasound，急诊床旁超声检查
ED	Emergency Department，急诊科
EP	ectopic pregnancy，宫外孕
FAST	focused abdominal sonography in trauma or focused assessment with sonography in trauma，腹部创伤急诊超声检查
f.b.	foreign body，异物
FB	foreign body，异物

ff	free fluid，游离积液
FF	free fluid，游离积液
FV	femoral vein，股静脉
GA	gestational age，受孕年龄、孕龄
GB	gallbladder，胆囊
IJV	internal jugular vein，颈内静脉
IUP	*in utero* pregnancy，宫内孕
IVC	inferior vena cava，下腔静脉
li	liver，肝
LMP	last menstrual period，末次月经
LS	longitudinal section，纵断面
LV	left ventricle (left ventricular)，左心室
MSD	mean sac diameter，孕囊的平均直径
NICE	National Institute for Clinical Excellence，国家临床优选研究所
OT	operating theatre，手术室
PCKD	polycystic kidney disease，多囊肾
PE	pulmonary embolism or embolus，肺动脉梗塞或栓塞物
PEA	pulseless electrical activity，无脉动性电活动
PEEP	positive end-expiratory pressure，呼气末正压通气
PZT	piezo-electric transducer，压电晶体转换器
rij	right internal vein，右颈内静脉
rijv	right internal jugular vein，右颈内静脉
Rk	right kidney，右肾
RV	right ventricle (or right ventricular)，右心室
SCFE	slipped capital femoral epiphysis，股骨头骨骺脱位
SCM	sternocleidomastoid muscle，胸锁乳突肌
SMA	superior mesenteric artery，肠系膜上动脉
SOB	short of breath，呼吸短促
SPC	suprapubic catheter，耻骨上导尿管
TA	transabdominal，经腹的

TS	transverse section，横断面
TV	transvaginal，经阴道的
TVS	transvaginal ultrasound，经阴道超声检查
US	ultrasound，超声检查
V	vein，静脉
Vb	vertebral body，椎体
WES	wall-echo shadow，壁回声影

第 1 章

引　言

Justin Bowra

什么是超声检查?

诊断性超声检查是一种安全、快速的成像技术。它无创、无痛、无需造影剂和特殊准备。超声检查已被放射学家、心脏病学家（超声心动图）和产科医生广泛应用于临床。但只是在近年来，它的应用才逐渐向急诊医学领域延伸（参见第 2 章超声成像原理）。

什么是急诊超声检查?

急诊超声检查也称急诊床旁超声检查（Emergency bedside ultrasound，EBU）、有限性超声检查或重点超声检查。它是由非放射学家进行的检查，如由急诊科医生、外科医生进行的超声检查。与其他影像（如 CT）技术不同，EBU 是一种能够快速到达患者床边、并可根据需要重复使用的一种影像检查。

它的主要特点是可进行快速床旁诊断，使下列一些危及生命的疾病得以诊断：

✓ 腹主动脉瘤；
✓ 创伤性腹腔内出血（FAST 扫描：腹部创伤急诊超声检查）；
✓ 心包填塞。

此外，EBU 还可以确保一些过程的安全性，可使这些过程在实时超声引导下进行。例如：

1. 中心静脉插管；
2. 心包填塞引流；
3. 软组织异物移除；
4. 耻骨联合上膀胱造瘘术。

急诊超声检查提供不了的信息（你不是一名放射学家！）

因为急诊超声检查与常规超声检查不同，进行急诊超声检查 的医生不需要经过多年培训。研究表明，急诊科医生很快就能学会急诊超声检查。10 次扫查就足以让操作者获得特定的、令人满意的扫查断面（参见第 14 章接受培训和继续培训）。

这里必须强调的是，EUS **不能**代替经过正规培训的放射学家进行的常规超声检查，如在产前超声检查或乳腺肿块超声检查中，急诊超声检查不起关键作用。这是为什么呢？因为从事常规超声检查的医生不仅能对扫查区域运用相关解剖学、病理学和超声学知识，而且他们还接受过解释复杂图像能力的培训。相对而言，EUS 仅限于回答**特定的**问题，其培训和资格认定方式说明了这一点（参见第 14 章）。

首先要考虑的问题

接受 EUS 培训时，下列重要准则是非常重要的。

要回答的临床问题

理想情况下问题应该是用**是或否回答的**。例如，“患者有主动脉瘤吗？”而不是“是什么原因引起患者腹痛？”与常规超声检查不同，急诊超声检查仅用少数几个清晰、明确的图像来快速回答是或否这种二元问题。回答这样的问题绝对是要建立在对图像的有把握的诠释基础上。

不了解急诊超声检查的局限性是非常**危险的**，答错比不答更糟糕。例如，FAST 扫查结果为阴性并不能排除实质脏器损伤。如果你不理解这一点，就会得到一个虚假的安慰。

急诊超声检查的局限性

超声检查必须**能够**要回答临床问题，但不是所有二元问题都能得到确切答案。例如，超声检查对肾盂积水很敏感，但有时却很难确认输尿管结石。因此，对疑有输尿管结石患者的，正确提问应该是（就是超声能够回答的问题）：

- 这个患者有腹主动脉瘤（AAA）吗（作为鉴别诊断）？
- 这个患者有肾盂积水吗（意味着由于结石而有梗阻）？

表 1.1 是非判断

临床特点	*正确提问（答案：是/否）*	*错误提问*
严重的上腹部疼痛	这个患者有 AAA 吗？	是什么原因引起的疼痛？如果是 AAA，有渗漏吗？
顿性腹部创伤（FAST）	腹腔内有游离积液吗？	有实质脏器损伤吗？有脏器破裂吗？
小腿疼痛	膝上有深静脉血栓吗？	是什么原因引起的疼痛？
髋部疼痛	有积液吗？	有感染吗？
休克和胸痛	有心包填塞吗？	有心肌梗死吗？

AAA：腹主动脉瘤；DVT：深静脉血栓形成；FAST：腹部创伤的急诊超声检查。

- 能确定有结石吗？

而错误的问法是：

- 能**除外**结石吗？

操作者和技术局限性

正如以上讨论过的，你不是放射学家。因此，一些超声科专业医生能够回答的问题急诊科超声医生回答不了。一位应用专业超声心动图仪的超声心动图医生能够探明的病理特征，不是一位急诊超声科医生使用普通急诊超声仪能够探查到的。

此外，在你刚开始学习超声扫查时，你也还不是一位急诊超声科大夫。试图依据扫查结果做出临床诊断对初学者是相当困难的。[然而，所有新的诊断和治疗技术都要求有一套可以信赖的标准，并按标准执行。在操作者没有达到最低经验水平之前，在进行和解释急诊超声检查活动中，一定要谨慎小心。]

做一次超声检查能改变急诊处理措施吗？

除非对患者或科室有明显的益处，否则能进行一种检查就能明确诊断的就不必要进行第二种检查。例如，虽然超声检查可以确诊儿童肋骨骨折，但是，如果患者已经做了诊断性X线检查，就没有必要再做超声检查，否则只能给患者带来不必要的痛苦和负担。

同样地，如果临床医生需要用CT来确诊输尿管结石，就没有必要用超声检查来明确肾盂积水。然而，肾盂积水可造成严重的急性肾衰，而快速减压可以预防急性肾衰。因此若临床医生怀疑患者有急性肾衰的可能，就要做快速超声检查，以明确是否要进行快速减压。

概要

→ 急诊超声检查是一种快速、安全和敏感的检查方法，可以在急诊科进行患者复苏抢救的同时进行。
→ 急诊超声检查可以快速回答二元问题（是/否）。
→ 结果很大程度上依赖于操作者和超声仪器的局限性。
→ 像所有急诊检查一样，只有当急诊超声检查会改变急诊处理措施时才进行。
→ 急诊超声检查**不能替代**放射学家所做的正规超声检查。

第 2 章

超声成像原理

Roslyn E Bell

什么是超声?

医用 超声波是频率超过人耳听阈很多的声波。医用超声是利用探头发射的高频声波在人体内传导并成像的一种影像技术。医学上通常所用的超声频率范围在 2 ～ 15 MHz（1 MHz = 1 周 / 秒），较高频率（7 ～ 12 MHz）的探头用于表浅组织的扫查，较低频率（3.5 ~ 5.0 MHz）的探头用于腹部较深组织的扫查。随着频率的增加，分辨力增加，但穿透较深组织的能力下降（图 2.1）。

超声检查的类型

超声检查有几种不同的类型，包括 A 型，用于扫查眼睛；M 型，用于扫查心脏；B型，用于扫查腹部和肌肉骨骼；以及多普勒，用于显示血流（与 B 型结合）。

A 型是一束超声波经过组织结构，反射回来的声波是以线段的形式显示在屏幕上，X 轴代表时间，即组织的深度，Y 轴代表幅度，即组织特性。

M 型是一系列多次A型扫查的记录，用于显示诸如超声心动图中心脏瓣膜的运动。

B 型是急诊超声检查使用的类型，是一组超声波通过人体组织结构，反射回来的声波以无数小光点的形式显示在屏幕上，形成二维图像。

图像的形成

超声波由探头产生，即当电磁波通过压电晶体时引起压电晶体振动而产生。探头发射完声波之后，便转为接受形式。探头在多数时间是处于接受状态。从组织界面反射回来的声波可引起晶体振动并产生电信号。探头的“匹配层”可提高超声波的能量传

导 (图 2.2) 。

超声波在通过不同的组织时其速度略有差异，并在不同的组织介质的界面上被反射、吸收和散射。当超声波接触到这些界面后产生反射，反射回来的声波被送回到探头，并经过监测和分析以形成

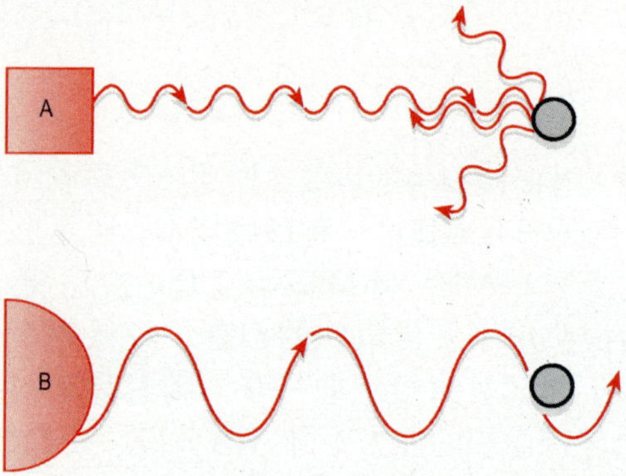

图 2.1　高频率声波（探头 A）与低频声波（探头 B）相比有更好的分辨率，遇到较小的物体也有反射。

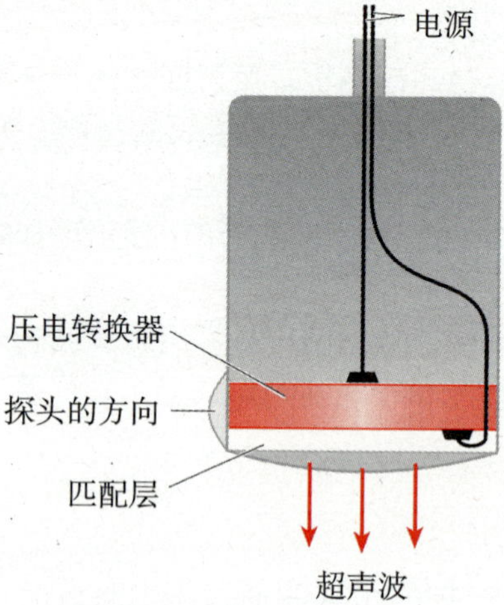

图 2.2　显示探头和探头方向的标记。环氧树脂做成的“匹配层”可以促进声波的传导。

图像。屏幕的图像是以一系列光点的形式表示，每个光点的位置依赖于反射波返回到探头的时间。较深组织的反射需要较长的时间返回到探头，按时间的前后顺序，将反射回来的声波显示在屏幕上。每个光点的亮度由反射回声的振幅决定。探头发射一个超声脉冲产生一系列的光点，许多脉冲则形成一个平面图。

超声能量可以不同的速度通过不同的介质。其近似值见表2.1。

表2.1　超声：通过不同介质的速度

介质	*声速(米/秒)*
软组织	1570
骨骼	3000
水	1480
脂肪	1450
空气	330

声波通过不同的介质其阻抗不同，我们把这种阻抗称为声阻抗。两种介质表面的声阻抗差异越大，声波的反射也就越大。因此，不同的组织结构会产生不同的反射回声。其结果是不同的组织会以不同的回声特点显示在屏幕上（例如图2.3和2.4）。

- 骨皮质和胆结石产生强的反射回声，表现为白色。
- 液体（例如膀胱中的液体）传导声波，反射很少，表现为黑色。
- 软组织（例如肝）介于二者之间，部分反射，部分传导，表现为灰色。

超声耦合剂作为一种“耦合剂”用在探头与患者皮肤之间，用以除去探头与患者皮肤之间的空气层，因为声波在空气中不能很好传播，需要有好的传导介质做媒介，以便使大量的声波能够到达患者的组织结构中。

探头

现代医学超声最常用的探头（图2.5）是线阵探头和相控阵探头，两者都有一排小的分开的压电晶体变换器（piezo-electric transducer，PZT）元件。

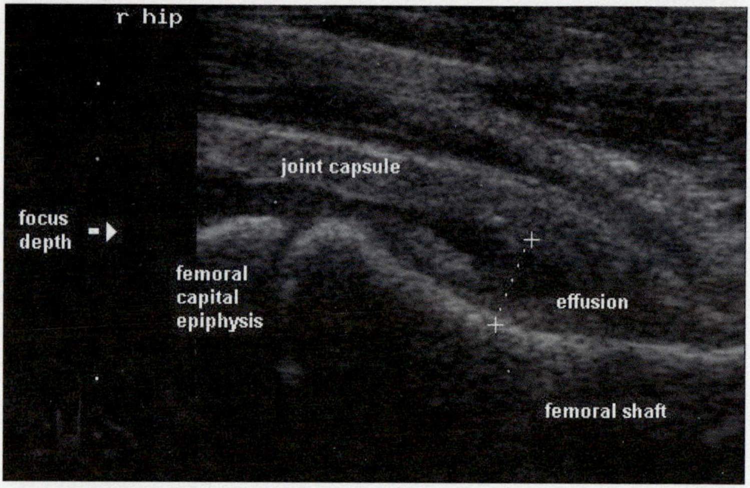

图 2.3　髋部积液：显示骨皮质、积液、软组织。积液表现为黑色。聚焦的箭头标记在图像的一侧。r hip：右髋；focus depth：聚焦的深度；joint capsule：关节囊；effusion：积液；femoral shaft：股骨干；femoral capital epiphysis：股骨头骨骼。

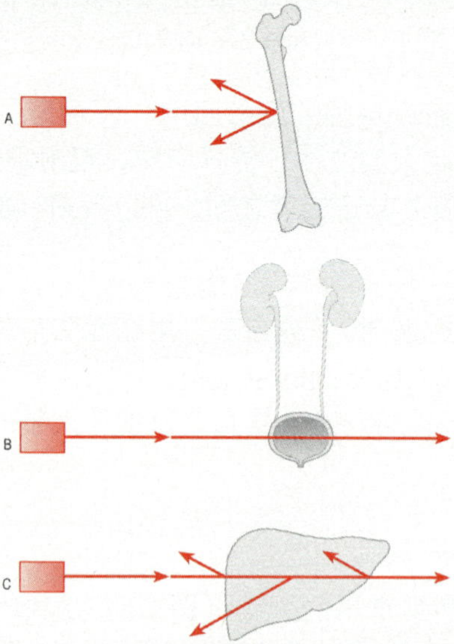

图 2.4（A）骨骼：全反射表现为白色。（B）膀胱内的液体：穿透性好，表现为黑色。（C）肝：部分反射，部分传导，表现为灰色。

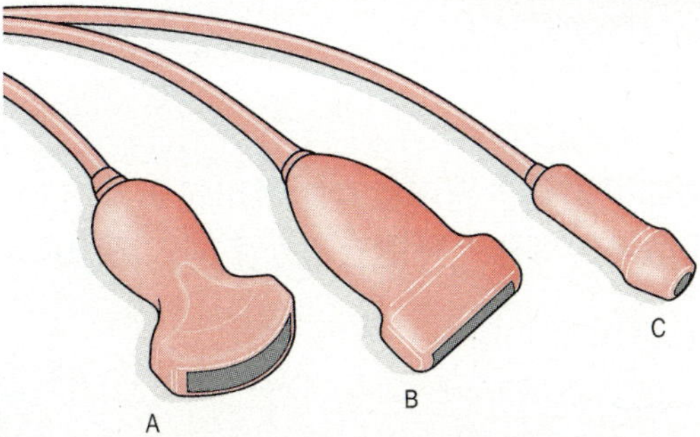

图 2.5　探头。(A) 低频凸阵探头。(B) 高频线阵探头。(C) 相控阵小凸型探头。

线阵探头产生矩形图像，通常是高频探头，例如 7.0～12.0 MHz 高频声波，用于扫查浅表组织和骨骼肌。线阵探头 PZT 元件被电子顺次激活产生超声波。凸形探头本质上是凸线性线阵探头。它们可提供更宽的视野，更适合于探查深层组织结构。但是凸线阵探头对较浅表的组织结构显示不清。

相控阵或扇形探头中，PZT 元件产生的超声束是由PZT 粒子以小的时间间隔在合适的电压下被电流传导至 PZT 而产生超声波。因此，这样的声束扫查组织会产生一幅宽视野的超声图，多用在腹部扫查和超声心动图扫查且接触面要求小的扫查区域。例如，两肋之间。相控阵探头通常比凸线阵探头更小。

定位

将探头放于合适、正确的位置上是非常重要的，这样做可以快速分析辨认解剖结构，从而得到清晰、明了、可靠的图像。在图像中，患者浅层皮肤位于屏幕的最上面，深层结构位于屏幕的下侧。当纵向扫查时（矢状断面），患者的*头部*应位于屏幕的左侧，足应位于屏幕的右侧。图 2.6 为纵断面扫查。

横断面扫查时，患者的*右侧*位于屏幕的左侧。图2.7 为横断面扫查。

探头的一侧通常有一小灯或其他标记物。该标记用来确定图像的方位。这个标记在纵断面扫查时应该指向患者的头侧，而在横断面扫查时应该指向患者的右侧（图2.2）。此外，还可用一手指轻触探头一侧来确定图像的方位。

键盘

下列键盘标记是急诊超声检查的常用按钮（图2.8)。这些按钮的符号在不同型号的机器上可能会有所不同，图中所示是最常用的形式。

增益

增加增益，返回的回声信号被放大，图像变得更白。操作者适当调节增益，使图像既不要太亮也不要太暗，做到图像从上到下增益强度均衡一致。

时间增益补偿

这是键盘的一套滑动条，用来调节图像不同位置的增益，如深

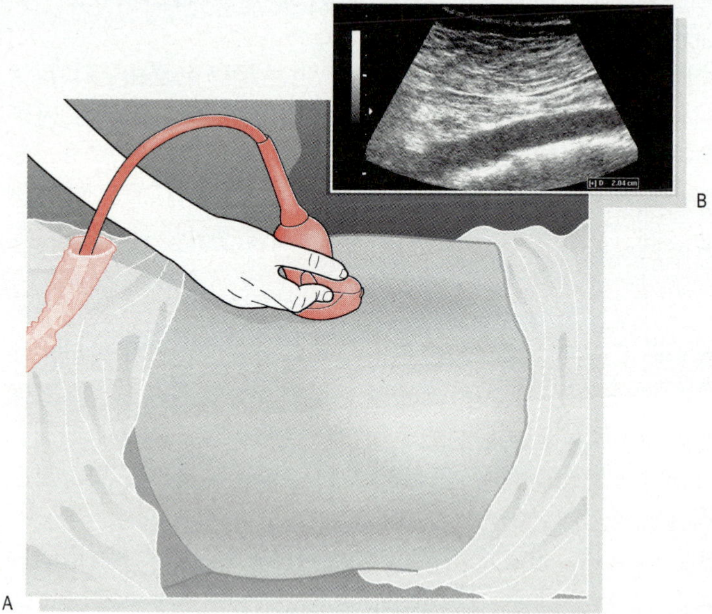

图 2.6 纵断面扫查：(A) 探头的方向和位置。(B) 超声检查显示上段腹主动脉（位于图像的下方)；注意主动脉内的血液（充满液体）比周围组织更暗。

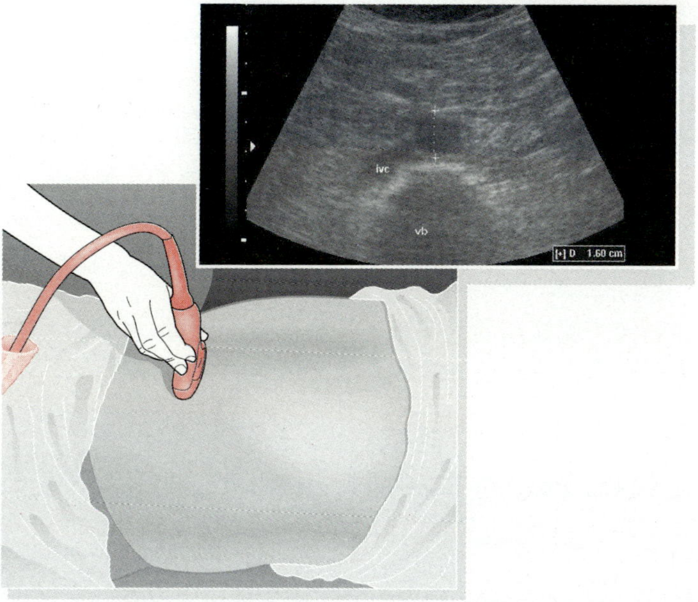

A　　B

图 2.7　横断面扫查。(A) 探头的方向和位置。(B) 显示下段腹主动脉，位于图像的中央。Ivc：下腔静脉；vb：椎体。

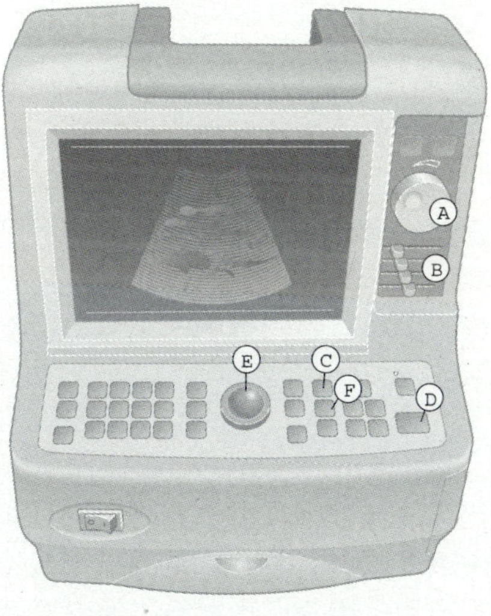

A 增益
B 时间增益补偿
C 聚焦
D 冻结
E 轨迹球
F 深度

图 2.8　键盘的部分标记。

层组织结构有时需要增加增益。

深度

调节深度（增加或减低）观察处于不同深度的组织。例如，降低深度会放大浅表组织结构的显示。增加深度则有利于显示更深层的组织结构。

聚焦 / 位置

用在图像一侧显示的箭头来表示聚焦带的位置 (图 2.3)。通常要把箭头移动到你感兴趣的区域，使该区域图像更清晰。

冻结

在打印或测量前，按下冻结按钮，使图像冻结。

伪像

伪像可以是一幅图像，也可以是一幅图像的一部分，是指与患者真实解剖不相符合的图像。伪像既可有助于我们解释图像，也可以使图像变得模糊不清，使我们无法辨认图像。伪像的例子包括如下：

回声增强和声窗（图 2.9）

当声能穿过充满液体的结构（如膀胱、囊肿、血管）时产生大量的声能，后者可穿过液体组织结构并反射回到探头（衰减也很少），其结果是液体后方的组织结构回声增强，表现为图像显示更亮。即液体可作为深部结构的“声窗”。因此，我们可以利用液体的这一特性来观察更深层的组织结构。如在盆腔扫查中，充盈的膀胱可做声窗来观察其后方的组织结构。

声影

声影是回声增强的对立面，当声能遇到强反射结构时产生（如骨皮质、钙化），几乎没有声能到达深层组织，使后面的组织结构表现为黑色。这一特性对扫查胆囊很有用，因为胆囊结石可通过对其后的“彗星尾样的”声影来辨认（图2.10）。但是，声影也有负面作用。例如，肋骨引起的声影会影响上腹部和胸腔内组织结构的成像

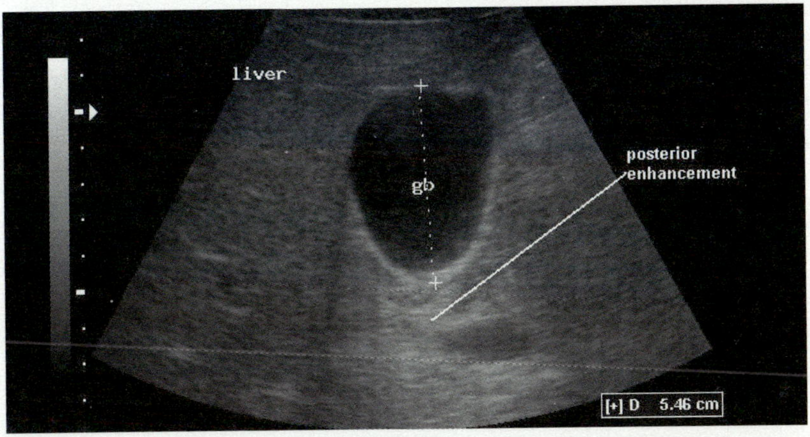

图 2.9　胆囊（gb）及其后方回声增强。（参见“回声增强和声窗”）。liver：肝；gb：胆囊；posterior enhancement：后方回声增强。

(图2.11)。老年患者可能会因为下肢动脉钙化影响其后方深静脉的显示，造成下肢深静脉显示不清。

边缘回声失落

边缘回声失落是指在一些圆形结构的侧壁，回声失落，如在胆囊或血管的横断面。原因是圆形结构的凸面产生了强反射，导致侧壁后方没有回声显示。

镜像伪像（图 2.12）

镜像伪像是在一个结构与另一个大的曲面结构之间产生反射引起的。由于反射回来的时间被延误，镜像伪像显示位置比实际位置更深。镜像伪像显示在分界面的另一侧，如盆腔内膀胱的镜像伪像。

混响伪像（图 2.13）

声波每反射一次，形成一幅图像。混响伪像是由于声波被多次反射形成，表现为平行的、平坦的多条间隔线，可发生在探头与患者皮肤之间或两组织之间。发生在探头与患者皮肤之间的混响伪像可能是由于耦合剂使用太少引起的。

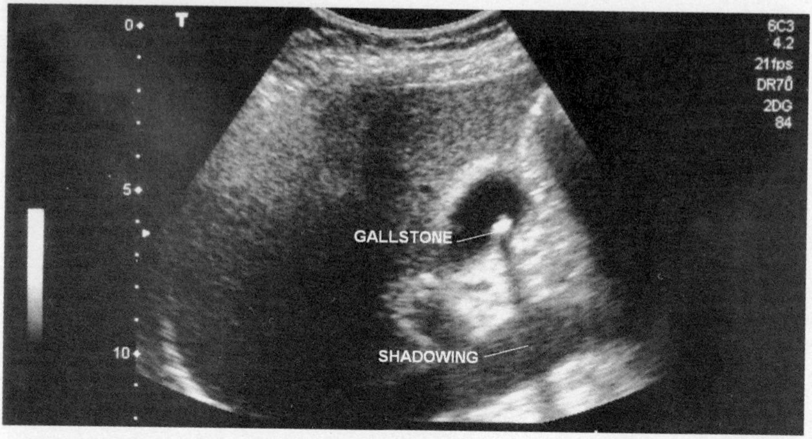

图 2.10　胆结石后方声影（参见“声影”）。GALLSTONE：胆结石；SHADOWING：声影。

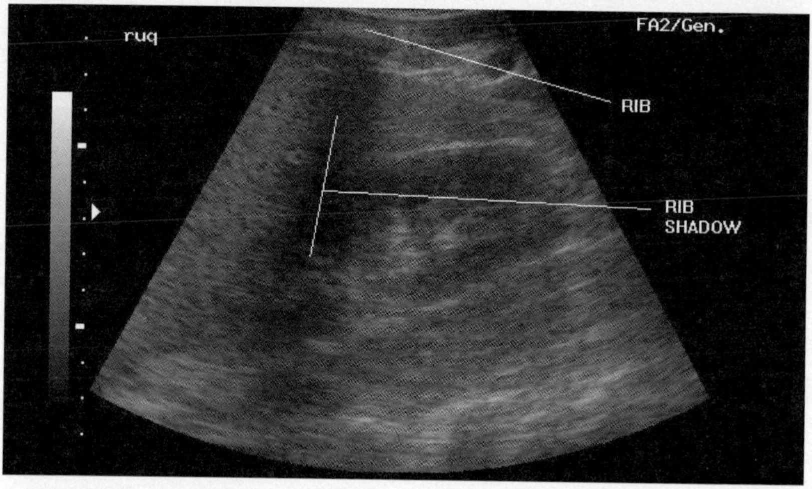

图 2.11　肋骨后方声影。肋骨遮挡了深部组织结构的显示。声影导致深部组织结构显示不清（参见“声影”）。RIB：肋骨；RIB SHADOW：肋骨声影。

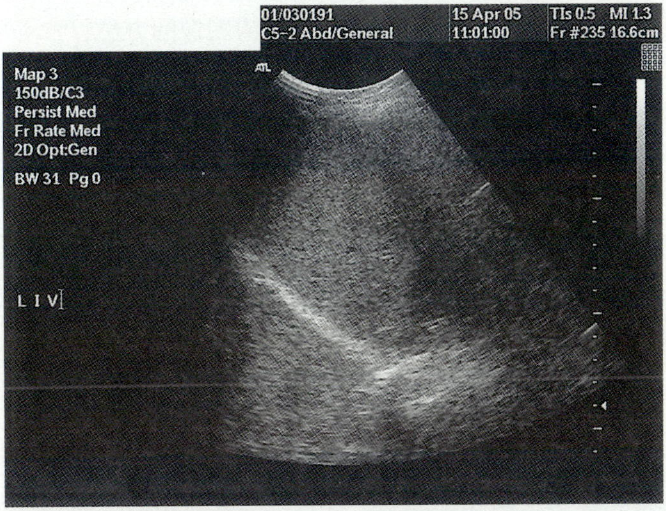

图 2.12　肝的镜像伪像：显示在膈肌的上方。

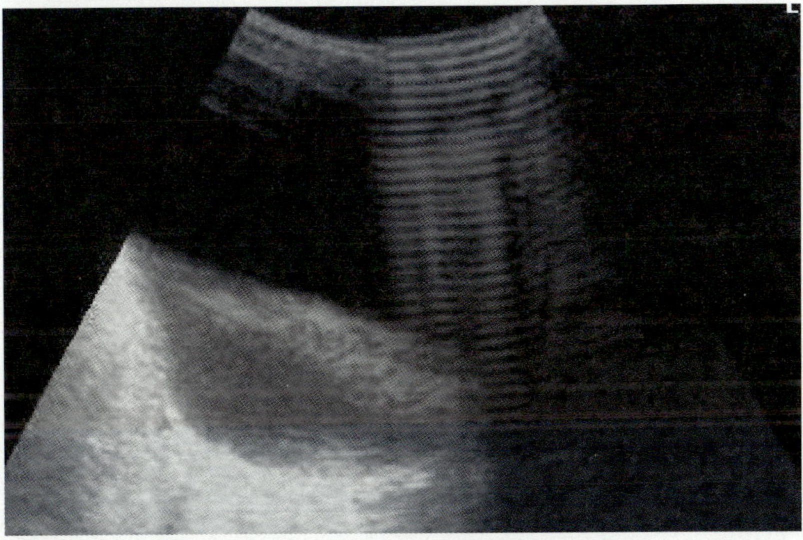

图 2.13　横断面扫查膀胱：图像右侧显示混响伪像。

小贴示

✓ 在开始使用新的超声仪前，要熟悉新超声仪的键盘设置与功能。特别是当其与其他仪器不同时。

- ✓ 在每次扫查前要确定探头的方向，以免混淆图像的方位。
  - ✓ 纵断面扫查时：患者的*头部*位于屏幕图像的左侧；
  - ✓ 横断面扫查时：患者的*右侧*位于屏幕图像的左侧。
- ✓ 若图像显示欠清有疑问时，可多用一些耦合剂。
- ✓ 若有困难获得或解释一幅图像时，操作者需要考虑下列情况：
  - ✓ 仪器：探头的方向、增益、耦合剂的使用；
  - ✓ 患者：真实的病理、声影（例如肋骨）、肠气（超声在气体中传导很慢）、肥胖；
  - ✓ 物理学：镜像伪像、混响伪像等伪像。

概要

- → 急诊科常规用的超声仪器是 B 型超声仪。
- → 探查浅表组织要用高频线阵探头，低频凸线阵或相控阵探头用来探查深部组织结构。
- → 在探头与患者皮肤之间要用适量的耦合剂。
- → 不同组织有不同的超声表现，例如骨皮质表现为白色，水表现为黑色。
- → 在图像上，患者皮肤浅层位于屏幕的上部，患者深部组织结构位于屏幕的下部。
- → 纵断面扫查时：患者的*头侧*位于屏幕图像的左侧。
- → 横断面扫查时：患者的*右侧*位于屏幕图像的左侧。
- → 图像的伪像可能会混淆或模糊解剖结构，而在某些情况下也可以帮助我们解释图像。

第 3 章

腹主动脉

Justin Bowra

问题：有腹主动脉瘤吗？

腹主动脉通过膈肌（体表解剖标志：剑突），向下走行穿过腹膜后腔，至髂总动脉分叉处（大约第四腰椎水平，体表解剖标志：大约在肚脐周围）（图3.1）。成年人腹主动脉的正常前后径（anteroposterior，AP）< 2cm。腹主动脉增宽到≥ 3cm（也就是 1.5 倍的正常值），称为腹主动脉瘤（abdominal aortic aneurysm，AAA），后者可呈纺锤状或囊状。大多数腹主动脉瘤发生在肾动脉以下。

腹主动脉前后径（图 3.2）：

- < 2 cm：　正常
- 2 ~ 3 cm：　扩张但未形成动脉瘤
- > 3 cm：　动脉瘤形成

动脉瘤越大，扩张的速度越快（LaPlace 定律），破裂的危险性也就越大。直径小于 5cm 者，破裂的可能性不大。动脉瘤选择手术的死亡率大约是 5%，而 AAA 破裂的死亡率则高达 50%，*假定患者能够到达手术室*。

为什么用超声检查？

体格检查在腹主动脉瘤的诊断中是不可靠的。其他影像技术（如 CT）需要准备时间，并且需要运送不稳定的患者离开急诊科。而急诊床旁超声检查是一种快速、安全、可靠的方法（敏感性为 97% ~ 100%），并且可以在急诊科进行复苏抢救的同时进行。多普勒超声技术的附加作用不大，不需要用。

临床特点

有经验的临床医生会很熟悉动脉瘤的临床表现和患者的病情变化。

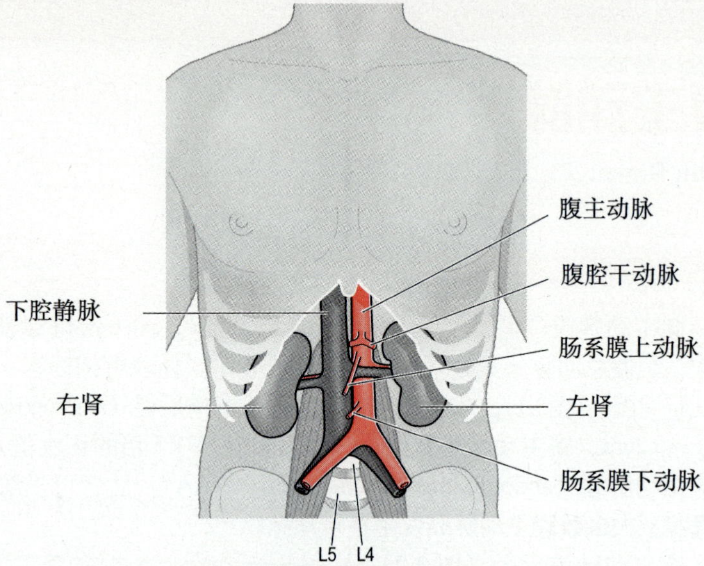

图 3.1 腹主动脉及其分支。

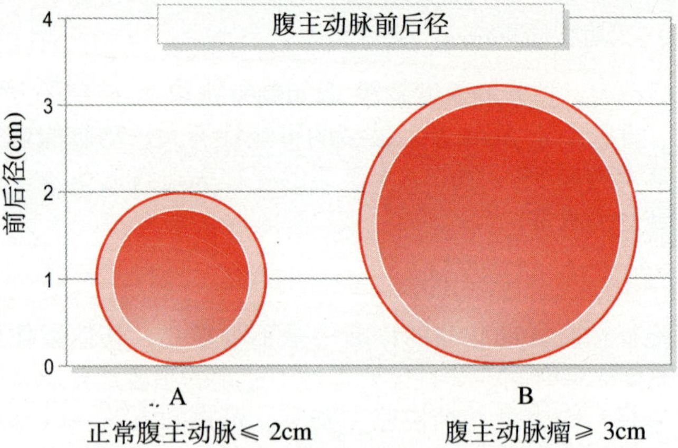

图 3.2 正常腹主动脉与腹主动脉瘤直径的比较。

- *患者*：多为男性（大约是女性患者的 10 倍以上），年龄为 50 岁以上。
- *疼痛*：通常有严重的腹痛，可放射到背部。

- *休克*：不常见（如破裂）。
- *腹部包块*：位于脐上。它的缺乏不能排除 AAA。
- *远段脉搏*：多数正常。
- *其他情况*：罕见，如肿块效应（如肠梗阻）、动脉肠瘘引起的胃肠出血。
- *鉴别诊断*：如需要与内脏穿孔、消化性溃疡性疾病、急性冠脉综合征等鉴别。

> ⚠ 如果怀疑有 AAA，要按 AAA 对待，直到诊断为其他疾病。

扫查前

- 将患者移到复苏区域。
- 建立气道、呼吸及循环抢救体系（ABCs）（注意：AAA 破裂时，大量补液可能是有害的。理想的收缩压应维持在 90～100 mmHg）。
- 得到援助：进行超声检查的医生不应该同时参与复苏抢救。

> ⚠ 急诊科（ED）的各种检查（包括超声检查）和治疗都不能影响紧急转移可疑有 AAA 休克的患者到手术室。

技术和图像

患者的体位

- 由患者的临床特点决定；
- 仰卧位是最常采用的体位。

探头和仪器

- 凸线阵探头：理想的探头频率应该是 2.5 ～ 3.5 MHz；

- 采用标准的 B 型设置；
- 聚焦深度：设定为 10 cm；
- 探查深度：设定为 15 ～ 20 cm。

探头放置和标记

1. 从剑突下开始探查，横断面扫查时，探头的标记在患者的右侧（图 3.3）。
2. 确认解剖标记：椎体（vertebral body ,VB，通过椎体后方的声影来确认椎体），主动脉位于椎体的前方，肝及肠管位于主动脉的右前方（图 3.4）。
3. 鉴别并确认两个大血管至关重要：腹主动脉和下腔静脉（见表 3.1）。下腔静脉平行于腹主动脉，位于腹主动脉的右侧，有可能会被误认为腹主动脉，特别是纵断面扫查。可能引起误诊的原因是下腔静脉有传导性脉冲样搏动。
4. 调节探查深度、聚焦位置和增益，以获得最佳图像。
5. 测量腹主动脉 AP 径，储存并打印图像。
6. 保持横断面连续扫查，直到髂总动脉分叉处（图3.5），测量腹主动脉 AP 径，储存并打印图像。
7. 纵断面扫查：力求获得一幅带有腹腔干或肠系膜上动脉（superior mesenteric artery，SMA ）起始分支处的腹主动脉图像（图 3.6）。

表 3.1　下腔静脉与腹主动脉的鉴别

下腔静脉	*腹主动脉*
位于解剖的右侧（屏幕图像的左侧）	位于解剖的左侧（屏幕图像的右侧）
有可压性（除非远段梗阻，如严重的 PE）	无可压性
壁薄	壁厚，有钙化
横断面呈椭圆形	横断面呈小圆形，除非有 AAA

AAA：腹主动脉瘤；PE：肺动脉梗塞

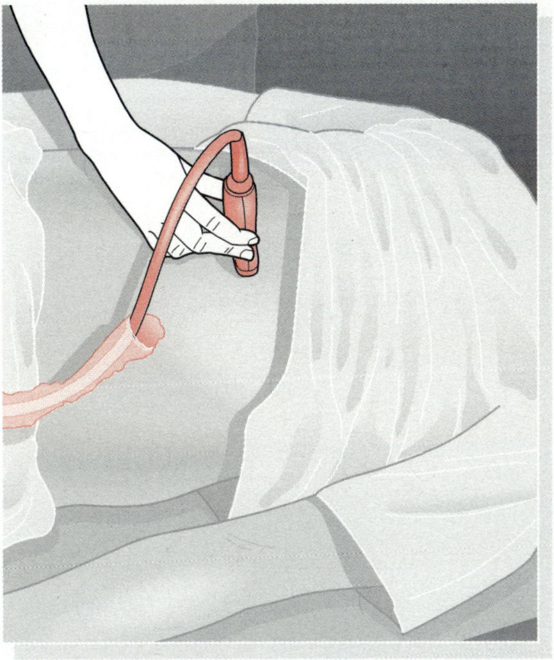

图 3.3　探头最初的位置：剑下横断面扫描，探头指向正后方，探头的标记位于患者的右侧。

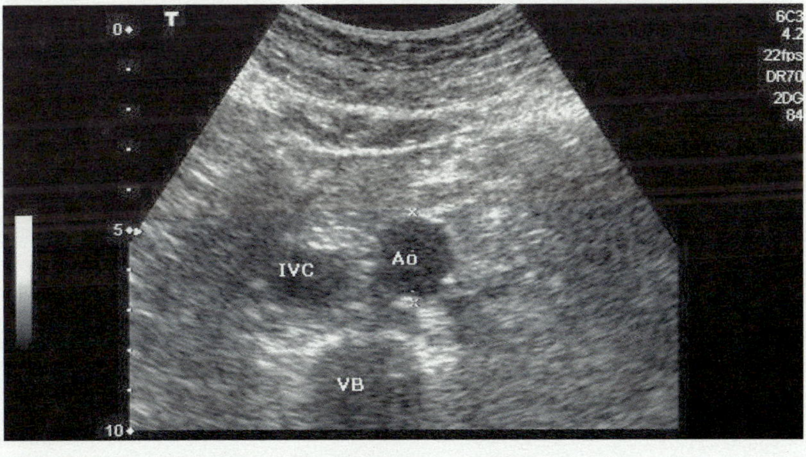

图 3.4　正常的主动脉，剑下横断显示。AO：腹主动脉；IVC：下腔静脉；VB：椎体。

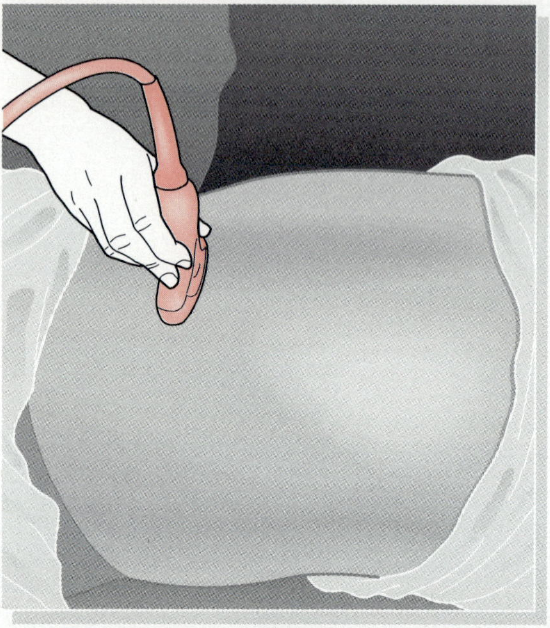

图 3.5 腹主动脉远段横断面扫描探头的位置。

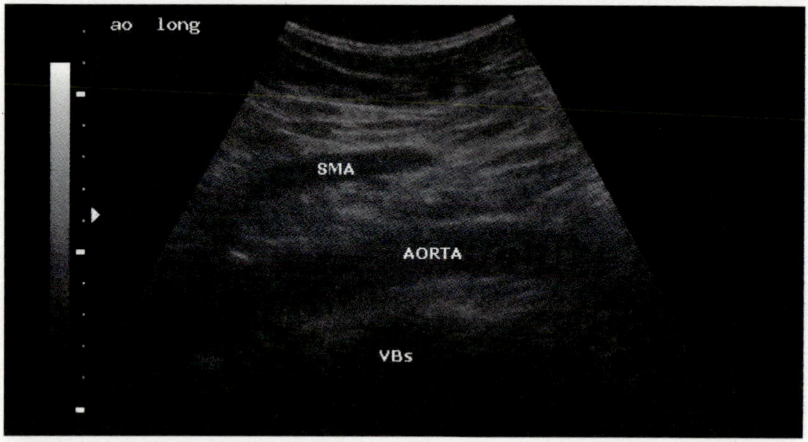

图 3.6 正常腹主动脉及肠系膜上动脉起始部纵断面扫描。SMA：肠系膜上动脉；AORTA：腹主动脉；VBs：椎体。

基本断面

为了排除 AAA，应该显示腹主动脉全长，至少也要显示三个主要断面：

- 上腹部横断面（图 3.4）
- 下腹部横断面
- 纵断面扫查（理想的纵断面要显示腹腔干或 SMA 起始部）（图 3.6）。

> ⚠ 除非你看到了腹主动脉全长，否则，你不能完全排除AAA。

三个断面图都必须测量腹主动脉直径。

阳性和阴性图像

- 正常腹主动脉：直径< 2.0 cm（图 3.4）。
- 腹主动脉瘤：直径> 3.0 cm（图 3.7、3.8 和 3.10）。
- 无法判断的图像（图 3.11）。

小贴示

✓ 尽管你是一位熟练地操作者，但有时肠气也会使图像显示不清。若有肠气干扰，用探头垂直加压于腹壁（在患者能忍受的前提下），以移去肠管。有时变换探头的角度可能也会有帮助。

✓ 肥胖患者的探查可能是非常困难的。增加图像的深度，调节聚焦可能会有帮助。

✓ 测量直径要测量管壁的外缘，不是内缘：测量外缘虽然可能会产生高估，但可以避免因腔内血栓引起的假阴性（图 3.7）。

✓ 腹主动脉增宽可能会造成直径测量困难。但要尽量垂直测量，避免成角测量（图 3.9）。成角测量会产生高估。

✓ 如果在第一或第二张断面图上，你就能确定处在不稳定状态下的患者有 AAA，那么，接下来你首先要做的，就是将患者转移到手术室。不需要继续检查和浪费时间。

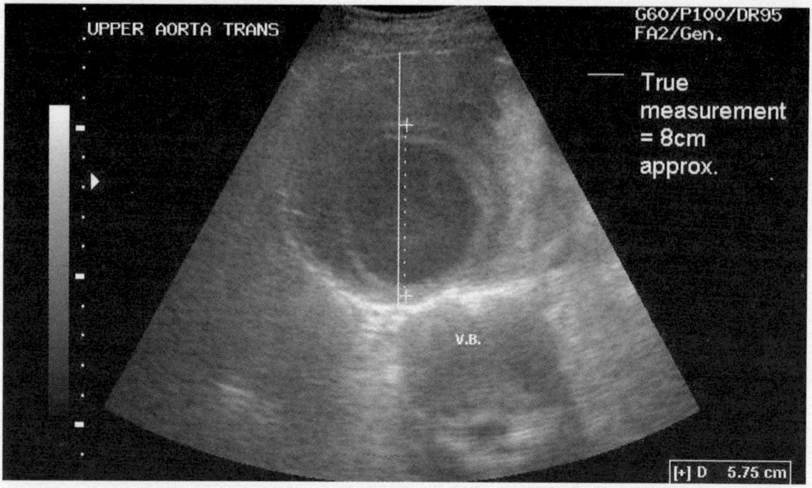

图 3.7　横断面扫描显示腹主动脉瘤，伴有附壁血栓。两种前后径测量方法：内壁测量会低估前后径，正确的测量应该是从外壁到外壁。V.B：椎体。True measurement（实际的测量）大约 = 8cm。

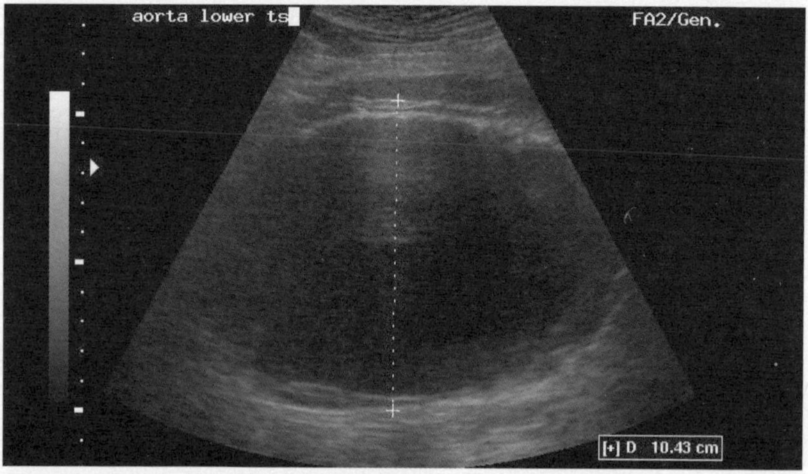

图 3.8　腹主动脉瘤直径的正确测量法：从外膜到外膜。

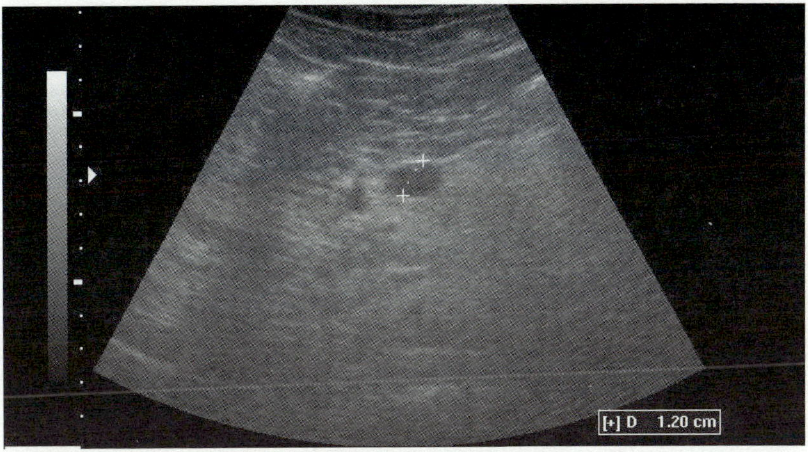

图 3.9　腹主动脉直径的不正确测量：成角测量。图像显示不清晰，聚焦的位置虽然正确，但是深度和增益不恰当。

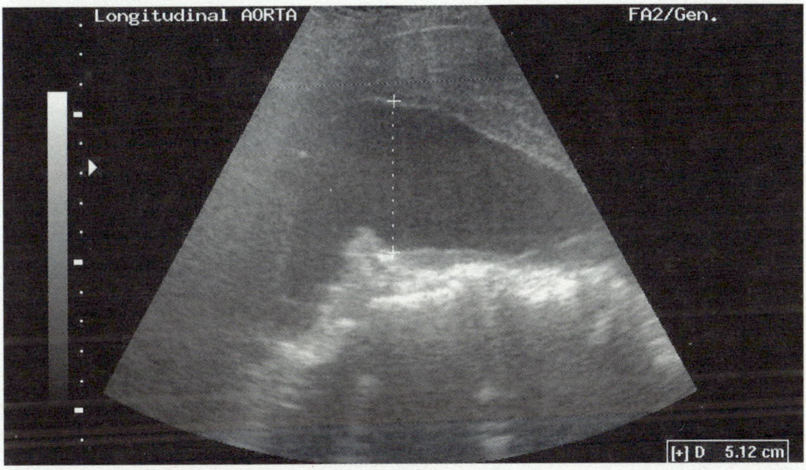

图 3.10　纵断面扫描显示腹主动脉瘤。

超声检查能提供的信息

- 有无 AAA？超声检查至少能发现 97% 的 AAA 病例，这有赖于操作者和患者两方面的影响因素（如肥胖）。

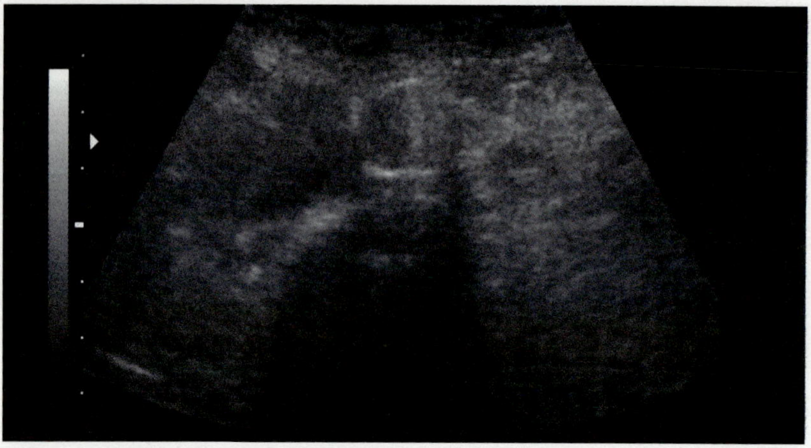

图 3.11　无法辨认的超声检查图像。钙化的椭圆形结构可能是腹主动脉，但不肯定。应该降低增益和深度。

超声检查不能提供的信息

- 腹主动脉瘤是否正在出血？超声检查对探查腹膜后出血不敏感。如果你发现休克的患者有 AAA，那么无论是否探查到腹膜后出血，都要考虑腹主动脉瘤可能已经破裂，或腹主动脉瘤正在出血。
- 疼痛的其他原因：严重的上腹部疼痛伴休克的不稳定的患者其病因很多。注意急诊超声检查有时不能准确地做出诊断和鉴别诊断。

下一步该怎样做？

- 不稳定的 AAA 患者：立即通知外科，同时送患者到手术室行 AAA 修补术。
- 不排除 AAA 的不稳定患者：这是一种复杂的情况。继续复苏的同时，进行紧急外科会诊，以决定是否送手术室（或进一步做诸如 CT 的其他影像检查），这有赖于患者的临床表现。
- 超声检查排除了 AAA：寻找其他病因（见上）。
- 稳定 AAA 的患者（或不能除外 AAA）：与血管外科医生会诊。患者应该做进一步检查（如 CT），以明确 AAA 的程度及肾动脉是否受累等。

概要

- → 急诊床边超声对可疑 AAA 是一种快速、安全、敏感的检查方法，可以在抢救复苏患者的同时进行。
- → 但超声检查同其他急诊检查一样，都不能延迟将可疑为AAA的休克患者到手术室的时间。
- → 若可疑，要按 AAA 来对待。
- → 若发现休克的患者有 AAA，要按 AAA 已经破裂或 AAA 正在出血的情况来对待。
- → 如果你没有显示腹主动脉全长，你就不能完全除外有 AAA 的可能。
- → 要想排除 AAA，至少要显示三个断面：上腹部横断面、下腹部横断面和一个纵断面。三个断面都必须测量管壁的直径。

第 4 章

腹部创伤急诊超声检查（FAST）

Russell McLaughlin

问题：有游离积液吗？

在腹部创伤中，FAST 是探查腹腔内游离积液的一种方法。按照创伤高级生命支持原则（advanced trauma life support，ATLS），FAST 可以作为一种最初评价循环系统的方法。FAST 依据的原则是：患者在仰卧位下，游离积液（free fluid，FF），如血液，会聚集在解剖结构的某个部位。

在胸部，FF 可能会聚集在心包腔或胸膜腔这两个潜在腔隙中的一个。心包腔积血，特别是发展速度较快时，会进行性损害右室舒张期充盈，最终发生心包填塞。胸膜腔积血患者仰卧位时，血液最初聚集在肺底后部。大量胸腔积血与心包填塞一样，也会危及患者的生命，需要立即穿刺引流。因此，笔者认为，两肺底后部应该包括在常规 FAST 的探查范围之内。

患者仰卧位，腹部 FF 主要集聚在腹部一些潜在的间隙内：肝肾隐窝在肝及右肾之间，FF 首先积聚在这儿；脾肾间隙在脾和左肾之间，左侧的液体将积聚在这儿或脾上方（膈下积液）。在盆腔，FF 将聚积在膀胱后方的道格拉斯陷窝（Douglas Pouch）（男性是直肠膀胱陷窝）。

为什么做超声检查？

- 对于创伤性心包填塞或大量胸腔积血，如果在急诊室没有被及时发现并采取紧急处理，患者很可能会立即死亡。
- 在急诊室中，临床检查很难明确患者是否有心包填塞，而且即使怀疑，也不可靠。
- 超声检查可以明确患者是否有心包填塞，并且可以被用于心包腔积液或胸膜腔积液穿刺引流。
- 钝性创伤后，体检发现腹部损伤的敏感性只有 50% ~ 60%。

- FAST 简单、易学。其可靠性和可重复性在 10 次扫查学习后即可达到。
- FAST 无创、快速、准确、可重复性好，而且可以在床边进行。
- 在探查腹腔 FF 方面，FAST 具有无创、可靠性好的特点，已经取代了诊断性腹穿（diagnostic peritoneal lavage，DPL）。
- FAST 对创伤后腹腔内积血探查的敏感性为 90%，特异性为 99%（详见下面的注意事项与禁忌证）。

临床特点

- 患者有创伤史，创伤很可能会造成心包腔、胸膜腔或腹腔内出血。

注意事项和禁忌证

- 惟一的绝对禁忌证是存在更为严重的问题（如气道阻塞）或有很明显的紧急剖腹探查术的指征（这种情况下不建议做 FAST）。
- 进行 FAST 的指征：只有当其结果将会指导处理方案时。例如，对于腹部钝伤的稳定患者，FAST 检查结果阴性没有提供是否存在实质和空腔脏器损伤，那么，这样的患者就需要其他影像检查，如 CT 检查。
- *儿童*：儿童腹部创伤可进行 FAST 检查，但 CT 检查仍为主要手段。儿童钝性腹部创伤的手术适应证要比成年人严格。
- *时机*：一个非常早期的扫查可能会出现假阴性，因为足够量的腹腔内出血在潜在的腔隙内聚积需要一定的时间。此外，有时随后的扫查也可以出现假阴性，因为，血凝块类似于肝的回声，在肝肾隐窝内不容易发现。
- *检查者*：FAST 的准确性依赖于检查者的经验，没有经验的检查者在排除 FF 时尤其应该谨慎。

> ⚠ 怀疑有腹腔内脏器损伤的不稳定患者，需要紧急外科会诊。

> ⚠ 进行 FAST 检查的指征是其结果会指导处理方案。

> ⚠ 具有很明确的立即行剖腹探查术的患者不需要行 FAST 检查。例如，一个不稳定的腹部穿通伤患者。

扫查前

- 将患者转移到抢救室，并组建抢救小组。
- 按照 ATLS 原则，观察重要生命体征并进行抢救复苏。
- 超声检查者不应该同时参与复苏抢救。

技术和图像

患者的体位

患者最好采取仰卧位，上肢轻微外展或放置头上方，以便观察肝肾隐窝和脾肾间隙。或者让患者将他们的上肢放在胸前。这取决于患者的清醒程度和是否有双上肢的损伤。

探头和仪器设置

根据患者的体型和要获取的图像，选择低频探头（4～7 MHz）和恰当的聚焦位置及探查深度。

五个基本图像（图 4.1）

1. *心包*：患者仰卧位最常用的扫查部位是剑下。探头置于剑下，朝向胸骨，几乎平放于患者的上腹部，朝向头部，与腹壁略成角度。向前移动探头，施予足够的力量使探头压在上腹部，因此放置的探头比胸骨和肋缘更深（图 4.2）。然后，将探头从左向右轴向扫查，直到看到心脏的跳动。这个图像是利用肝做声窗（参见第 2 章），应显示心脏的四个腔室（图 4.3）。心包积液表现为一黑色带样结构（图 4.4）。在真性心包填塞中，舒张期右

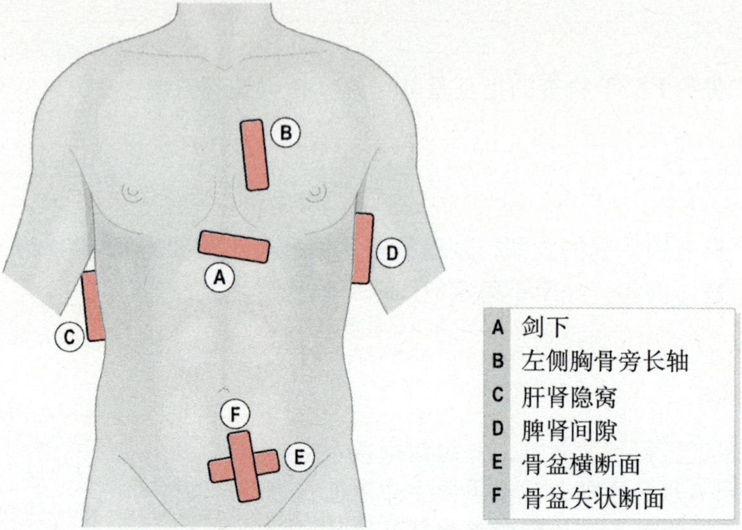

图 4.1　FAST 检查常用的声窗。

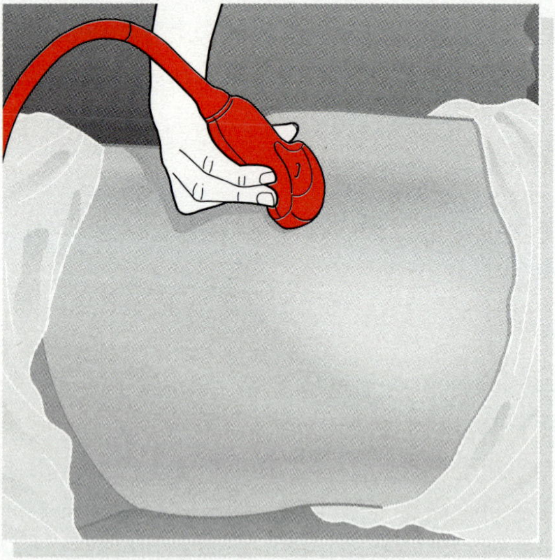

图 4.2　探头放置于剑下以显示心包腔。

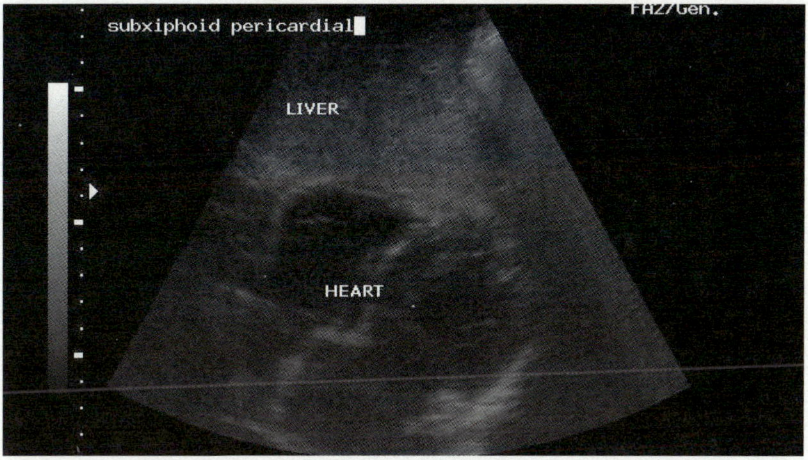

图 4.3　正常心包腔。LIVER：肝；HEART：心脏。

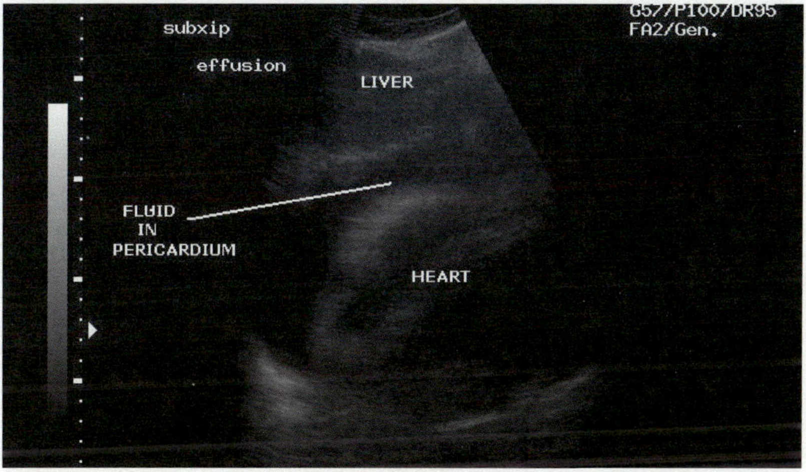

图 4.4　心包腔积液。FLUID IN PERICARDIUM：心包腔积液。

室塌陷。然而对一个非超声心动图检查者来说，真性心包填塞的诊断很难做出。因此，当出现阳性扫查结果时，临床上必须怀疑患者患有心包填塞。对于某些患者，特别是肥胖者，有时很难获得清晰的剑下图像。对这些患者应获得左侧胸骨旁长轴图像（图 4.5）。

2. 肝肾隐窝和右肺底：探头平行放置于患者右侧腋中线与肋缘相交

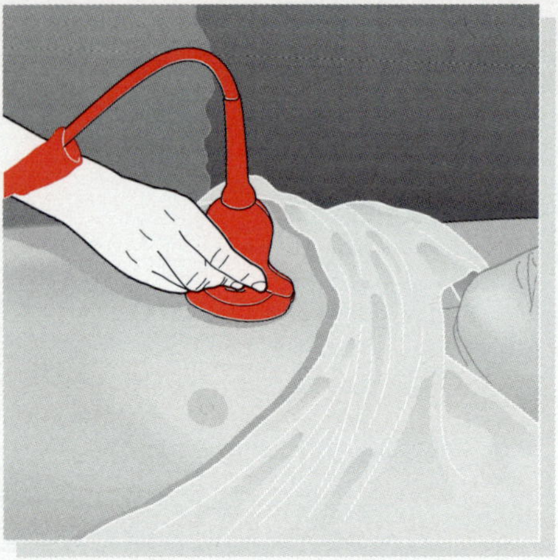

图 4.5　探头放置于左侧胸骨旁长轴。

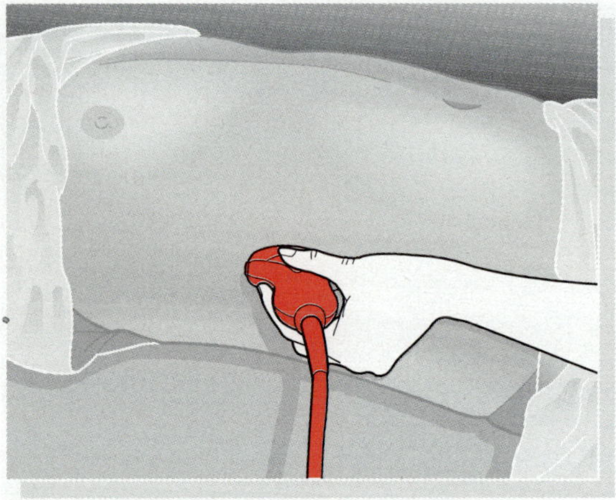

图 4.6　探头放置于肝肾隐窝的位置。

的肋间内（图 4.6)。这个图像是利用肝做声窗获得的，应显示右肾、肝、膈肌（高回声性）和用以显示肺或胸腔积血的右肺底（图 4.7)。探头前后扫查并改变扫查角度，直到获得清晰的肝肾隐窝图像。FF 在肝肾隐窝内显示为一黑色带样结构（图 4.8)。如果可以的话，特别是当肋骨的声影遮蔽了你感兴趣区域的显示时，让患者深吸气，这样可以改善肝和肝肾隐窝图像的清晰度。

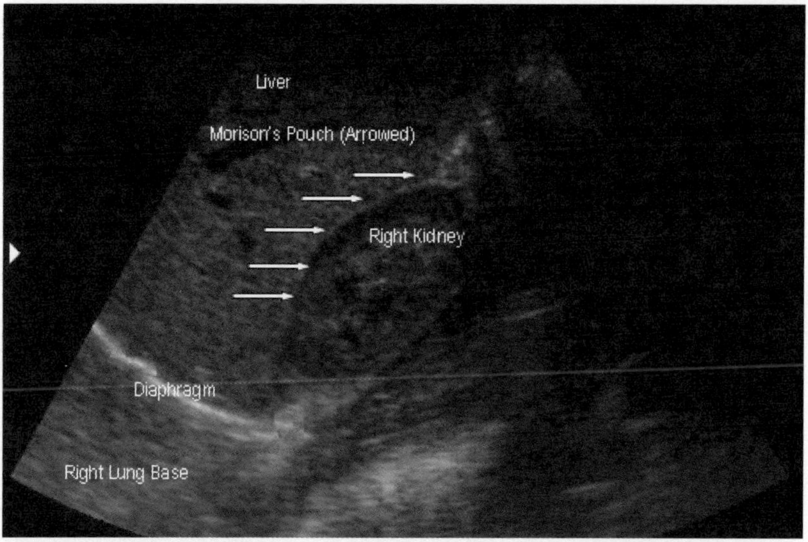

图 4.7　正常肝肾隐窝。Liver：肝；Morison：肝肾隐窝；Right Kidney：右肾；Diaphragm：膈肌；Right Lung Base：右肺底。

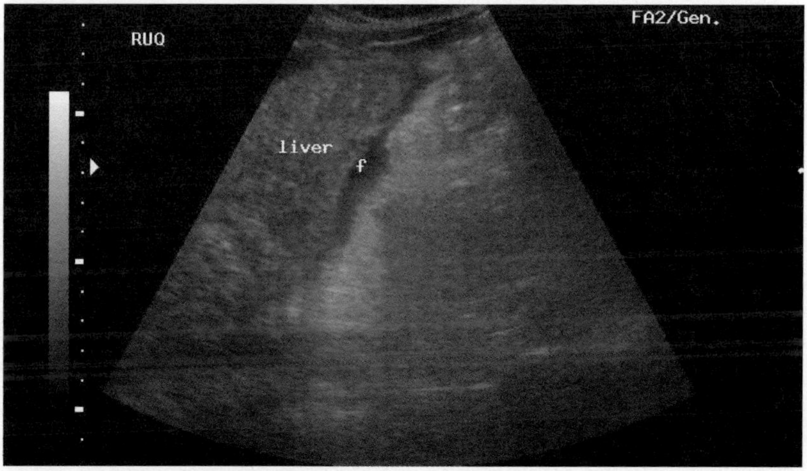

图 4.8　肝肾隐窝内的游离积液。

3．脾肾间隙和左肺底：像检查肝肾隐窝一样，将探头成角度地放置于患者的左上腹，但位置可能会更高（9～10 肋）、更靠后，大约在腋后线的位置（图 4.9）。脾可能比想象的位置更高、更靠后，比肝更难显示。对能够配合的患者，令其深呼吸，这样有利于获得清晰的图像。参照上述扫查方法，变化扫查角度，直到获得显示左肾、脾、膈肌和左肺底的清晰图像（图4.10）。FF显示为一黑色带样结构，位于脾肾间隙（图4.11），或位于脾与膈肌之间（膈下FF）。

4. 盆腔的矢状断面：盆腔的两个断面（矢状断面和横断面）都需要利用充盈的膀胱做声窗来显示盆腔组织结构。因此，超声探查盆腔时，膀胱充盈很重要。理想的扫查是在患者插入导尿管之前完成。否则，就要紧急钳夹导尿管，等待膀胱充盈，或通过导尿管将生理盐水注入膀胱使膀胱充盈。为获得盆腔矢状断面图，将探头置于耻骨联合上方的中线处，探头指向盆腔，与足侧腹壁成大约45°角（图4.12）。这样的图像应显示膀胱的顶部和盆腔内部组织结构（图4.13）。FF将在膀胱周围或膀胱后方的道格拉斯陷窝（图4.14）。
5. 盆腔的横断面：在矢状断面的基础上，保持探头与腹壁接触，旋转探头90°，即可获得横断面图像（图4.15）。探头向盆腔内用力加压成角，在横断面上辨认膀胱，并显示道格拉斯陷窝和盆腔内组织结构（图4.16）。
6. 附加断面：有些作者推荐结肠旁断面图。这些断面可能不会增加FAST的敏感性，也不是我们要求的常规断面图。

基本图像

为了排除FF，至少要记录五个断面。

- 心包腔断面图
- 肝肾隐窝断面图
- 脾肾间隙断面图
- 盆腔矢状断面图
- 盆腔横断面图

阳性和阴性图像

- 心包腔，心包内无积液（图4.3）
- 心包腔积液（图4.4）
- 肝肾隐窝，内无游离积液（图4.7）
- 肝肾隐窝，内有游离积液（图4.8）

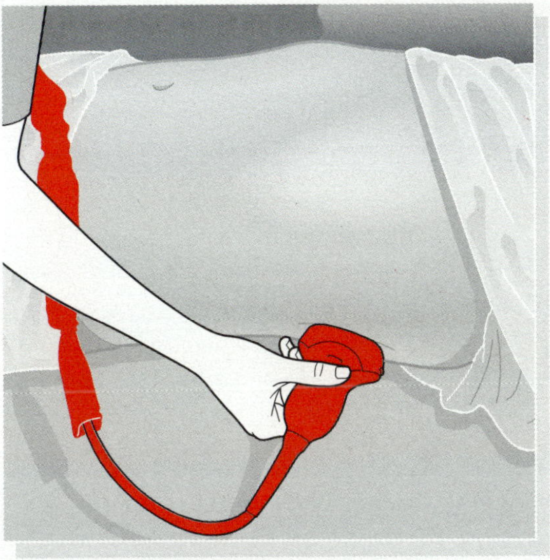

图 4.9　探头放置于脾肾隐窝的位置。

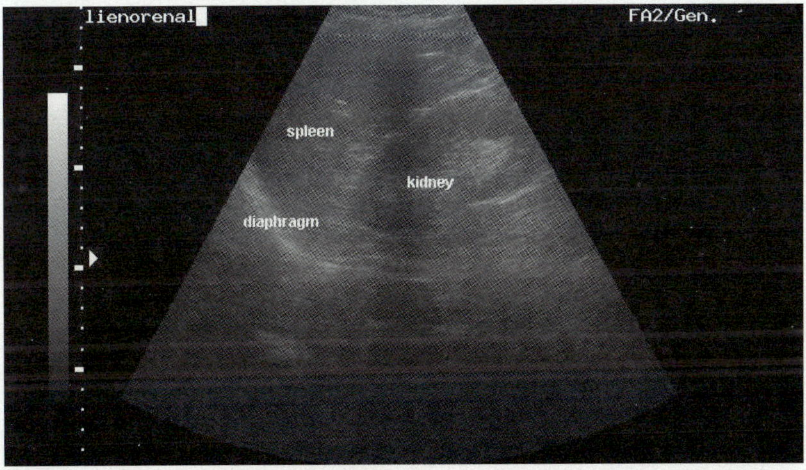

图 4.10　正常脾肾隐窝标志如图。spleen：脾；kidney：肾；diaphragm：膈肌。

- 肝肾隐窝，不清晰的图像（图 4.17）
- 脾肾间隙断面图，内无游离积液（图 4.10）
- 脾肾间隙断面图，内有游离积液（图 4.11）

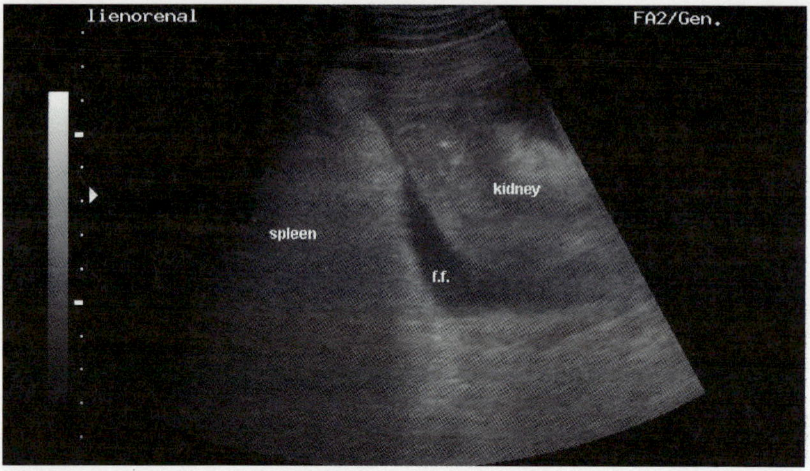

图 4.11　脾肾间隙内的游离积液。kidney：肾；spleen：脾；f.f.　：游离积液。

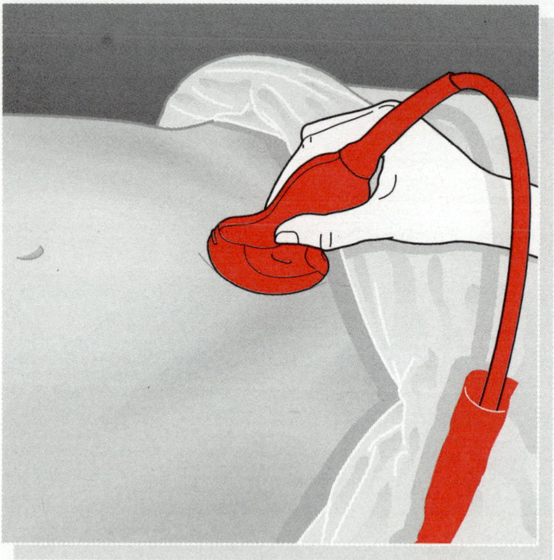

图 4.12　盆腔矢状断面，探头位置。

- 盆腔横断面图，内无游离积液（图 4.16）
- 盆腔矢状断面图，内有游离积液（图 4.13）。

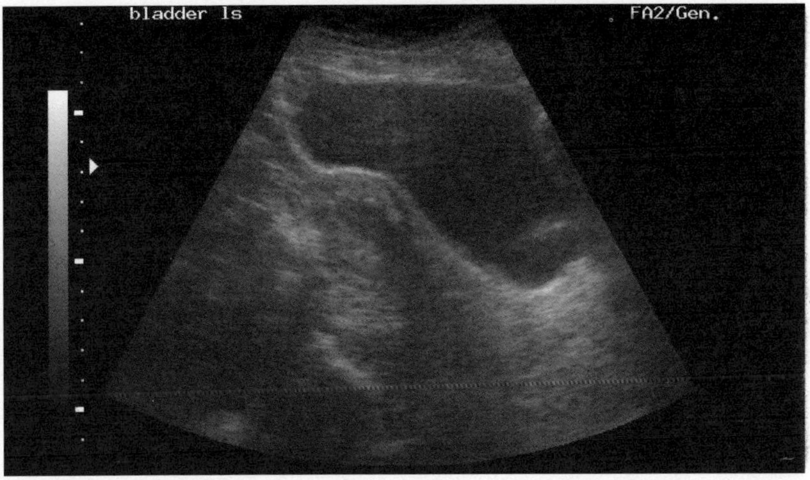

图 4.13　盆腔矢状断面。

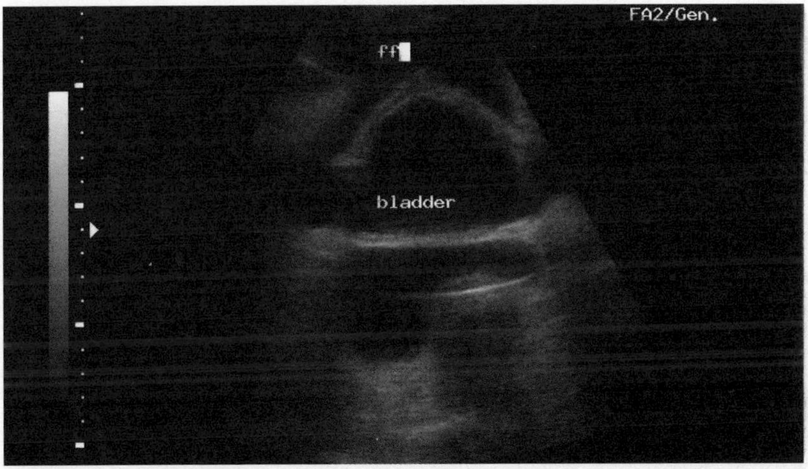

图 4.14　盆腔矢状断面，显示盆腔内的游离积液。ff：游离积液；bladder：膀胱。

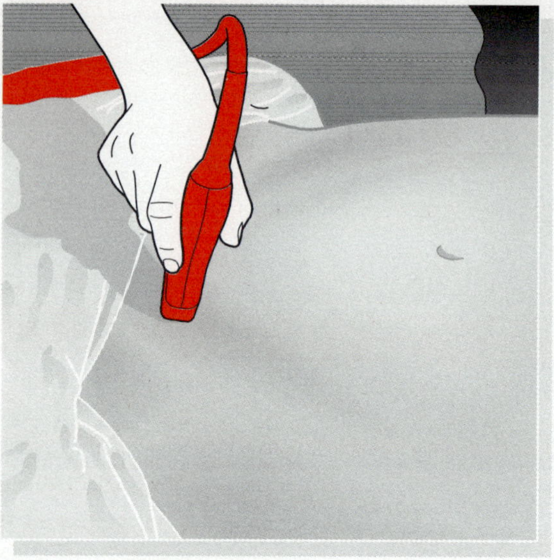

图 4.15　横断面显示盆腔时探头放置的位置。

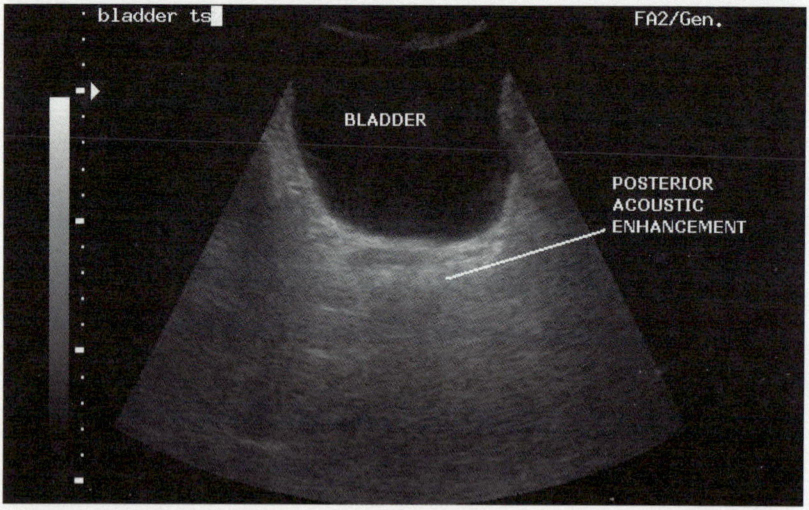

图 4.16　横断显示盆腔。BLADDER：膀胱；POSTERIOR ACOUSTIC ENHANCEMENT：后方回声增强。

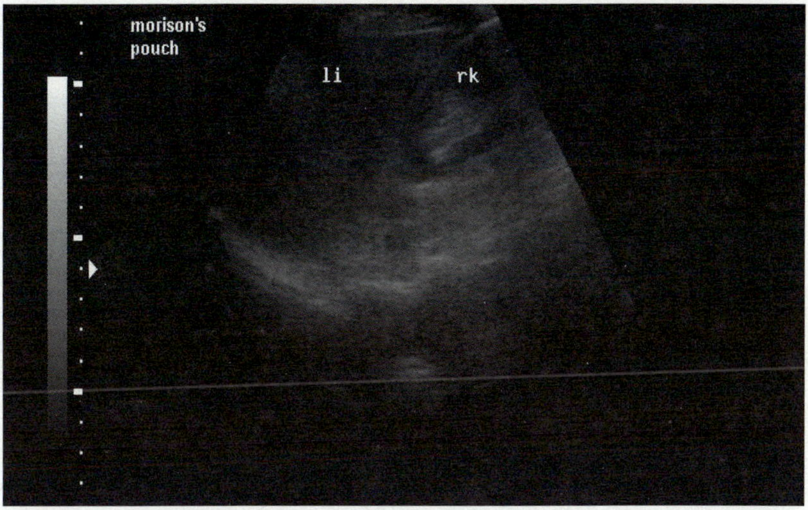

图 4.17　肝肾隐窝：图像显示不清晰。li=liver；肝；rk=right kidney：右肾。

小贴示

- ✓ 左侧胸骨旁长轴位，提供心包腔的另一断面图。
- ✓ 脾肾间隙比你想象的更靠后，更靠头侧 。
- ✓ 通过呼吸扫查可以最大限度地减少肋骨影像的影响。
- ✓ 如果可以（或能够得到），采用小接触面的探头，因为此种探头可在肋间扫查。
- ✓ 若很难获得清晰的肝肾隐窝或脾肾间隙图像，则在附近滑动探头，直到显示高回声性膈肌。利用膈肌作为解剖标志，来辨认邻近的胸膜腔间隙、肝或脾。
- ✓ 有时只有在膈下，特别是左膈下，才能被观察到游离积液（FF)。所以，要在肝膈之间和脾膈之间扫查。
- ✓ 注意假阴性扫查结果。FF 量小时，单一肝肾隐窝断面或脾肾间隙断面图像可能会出现假阴性。为了除外 FF，需要扫查多个断面。若仍怀疑有 FF，则需要采用系列断面图或其他方法检查。
- ✓ 同样，任何 FF 阳性所见也需要进一步多切面观察，并随呼吸观察其有无蠕动性、搏动性和移动性。这有助于鉴别假阳性，如把下腔静脉、胆囊或肠内积液误认为是 FF。

✓其他假阳性扫查结果的原因，包括：
  ✓脂肪（例如心包脂肪垫）；
  ✓腹水；
  ✓镜像伪像(见下)。
✓显示盆腔时，需要膀胱充盈。
✓如果盆腔内的FF不易与镜像伪像鉴别（参见第2章），可通过多切面扫查盆腔的方法来加以鉴别。只有真正的FF无论在哪个切面都将会持续存在，而镜像伪像则不然。此外，还可以让膀胱排空一部分来加以鉴别。镜像伪像会随着排空的膀胱而缩小，而FF不会随着排空的膀胱缩小。
✓重复扫查，特别是当稳定的患者变的不稳定时，更需要再次扫查。
✓如果在一个不稳定的患者中，第一或第二次断面图就能确定有FF，则不需要更多的断面图，否则就是浪费时间。

FAST能提供的信息

FAST能决定下列积液是否存在：

- 腹腔内游离积液
- 心包腔积液
- 胸膜腔积液

FAST不能提供的信息

FAST不能确定下列情况：

- 游离积液的来源
- 游离液体的性质，如血性或腹水
- 是否有实质脏器或空腔脏器的损伤
- 是否有腹膜后损伤。

下一步该怎样做？

⚠ 怀疑有腹腔内损伤的不稳定外伤患者，需要紧急外科会诊。

⚠ 需要立即行剖腹探查的患者，不需要 FAST 检查。如不稳定的穿通伤患者。

没有立即行剖腹探查术指征的腹部创伤患者包括：

- 有心包积液的不稳定患者：怀疑有心包填塞的患者，准备立即行心包穿刺引流术。
- 有胸腔积液的不稳定患者：怀疑有大量胸腔积血的患者，立即行胸腔穿刺引流术。
- 有腹腔内游离积液的不稳定患者：立即送往手术室以行剖腹探查术。
- 图像显示不清或扫查结果阴性的不稳定患者：继续复苏，同时临床再次评价不稳定的其他原因，考虑其他检查方法（如 CT、DPL），或行剖腹探查术。若仍在急诊室，常需再次超声扫查，以明确是否有迟发性出血。
- 扫查结果阴性的稳定患者：虽然 FF 已经被除外，但应评价是否有实质脏器和空腔脏器损伤，以及是否有腹部其他部位损伤。
- 扫查结果阳性的稳定患者：应行腹部 CT。

概要

→ 在评价腹部创伤患者病情的方法中，FAST 很有价值。
→ 只有当 FAST 的结果可指导患者的处理方案时，才行 FAST 检查。
→ FAST 不能取代良好的临床评价。
→ FAST 必须在符合 ATLS 原则的基础上使用。

第 5 章

深静脉血栓

Niall Collum, Charles Martyn

问题：是否有深静脉血栓？

在美国，每年平均约有 2 百万人患有深静脉血栓（deep vein thrombosis, DVT），DVT 的发病率在常见心血管疾病发病率中居第三位，居于急性冠状动脉综合征和中风之后。在英国，成年人 DVT 的发病率平均每年是 0.5‰～1‰。也就是说，平均每年约有60 000 个 DVT 病例。在英国，每年平均约有 8000 人死于肺动脉栓塞 (pulmonary embolism, PE)，而 90% 的 PE 是由 DVT 导致的。实际上，由于明显的低估性诊断，PE 和 DVT 的发病率可能会更高。

多数患者因疼痛或下肢肿胀会自己到急诊科就诊，或被全科医生（GP）转送至急诊科就诊。临床检查对DVT的诊断不可靠，常常需要进一步检查。

快速、准确诊断 DVT 是非常重要的，因为它是早期确立治疗方案的关键。

为什么检查 DVT 要用加压性超声？

加压性超声检查法已经成为超声科医生选择的常规 DVT 诊断模式，对于有症状的 DVT 的诊断，其敏感性和特异性高达 98%～100%。此外，急诊科采用加压性超声检查法已明显降低了诊断 DVT 所用的时间。

三点加压超声检查法是标准加压超声检查法的简化形式。这种方法容易学会，在 DVT 诊断中具有快速、敏感性高的特点。据报道，三点加压超声检查法的特异性为 93%～100%，敏感性为 97%～100%。它的优点是在急诊科即可做出诊断，使对患者的处置流程更合理，并且还能减轻超声科的压力。

它的局限性是对*膝关节以下的*孤立性 DVT 容易漏诊。然而，多数临床医生认为，对膝关节以下的孤立性 DVT 患者，抗凝治疗

表 5.1　Wells 的标准：临床评估 DVT 危险性的方法

临床参数记分	*记分*
活动性癌症(仍在治疗中，或术后 6 个月内，或行姑息治疗法)	+1
有下肢麻痹或最近有下肢石膏固定	+1
最近卧床不起超过 3 天或大手术术后 4 周以内	+1
沿深静脉的分布有触痛	+1
有整个下肢肿胀	+1
与对侧无症状下肢比较，小腿肿胀大于 3cm	+1
凹陷性水肿（有症状的下肢更明显）	+1
以前患有 DVT	+1
交通支浅静脉形成(无静脉曲张)	+1
其他诊断(很可能是其他原因或 DVT 可能性较小)	−2
总分	
DVT 高度可能	2 分或以上
可能性很小	小于 2 分

DVT：深静脉血栓

所带来的弊端（并发症的可能性、费用和不方便）可能会超过它的优点。

DVT 的主要危害是 DVT 的蔓延和（或）栓塞性疾病。患有膝下 DVT 但加压超声检查显示无近段 DVT 的患者，发生其他脏器栓塞的概率是 0.7% ~ 1.1%，而其蔓延的概率则高达 2% ~ 36%。因此，三点加压超声检查显示正常、而用临床评估 DVT 方法高度怀疑有 DVT 的患者，应该在 1 周内重复超声检查。在此期间，治疗方案应根据临床是否需要抗凝进行。

临床评估 DVT 危险性的方法见表 5.1（Wells 标准）。

解剖（图 5.1）

- 腘静脉起始于膝后小腿静脉的汇入处，在腘窝处位于腘动脉的表面，并上升到内收肌管，形成股静脉(也叫股浅静脉)。
- 股浅静脉在大腿的前中部，起初在股动脉深部，随着位置上升，

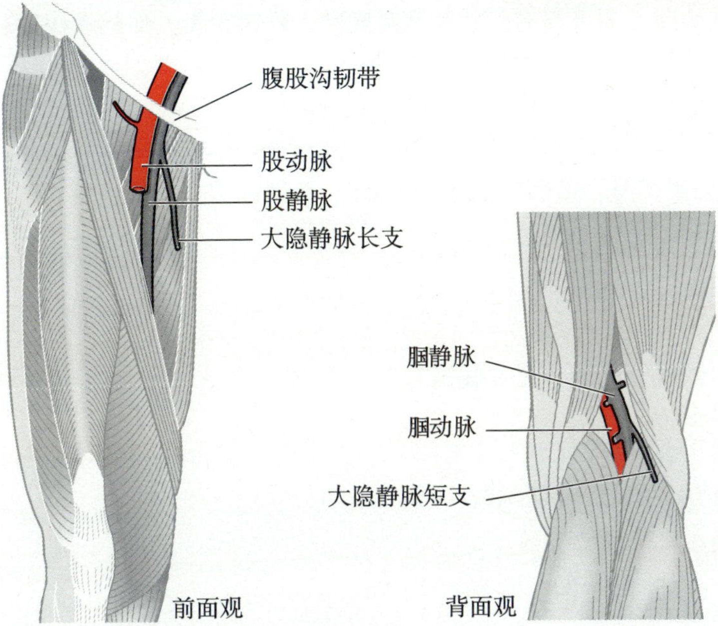

图 5.1　股静脉和腘静脉的毗邻关系。

向前向中间移动。股深静脉与股浅静脉大约在腹股沟韧带下 4 cm 处汇合，形成股总静脉。

- 在腹股沟韧带下方，股总静脉近心端恰好在大隐静脉长支汇入后形成髂外静脉。

临床特点

临床表现常常不可靠。如果怀疑患者有 DVT，就假定其有 DVT，直到证明临床表现是其他原因所致。

- 病史：患者有小腿或大腿疼痛与肿胀的典型病史，并且患者有 DVT 危险性因素，如：夹板固定肢体，最近做过外科手术，吸烟以及有活动性癌症。
- 查体：典型下肢的肿胀沿深静脉走行区域有触痛、凹陷性水肿，并且没有其他诊断的可能性。
- 伴随的症状/肺栓塞体征：虚脱、心动过速、呼吸急促、低血压、呼吸短促、胸部疼痛。

- 鉴别诊断：需要与有症状的腘窝囊肿、蜂窝织炎、血栓性浅静脉炎、软组织损伤、淋巴结病鉴别。

> ⚠ 如果怀疑，就假定患者是 DVT，直到证明是其他疾病。

超声扫查前

- 确保做检查的地方是私秘的
- 使检查房间变暗
- 确保患者舒适
- 备有充足的超声耦合剂。

技术和图像

患者的体位

腹股沟到内收肌管的股浅静脉段（图 5.2）

- 患者仰卧位，沿着股浅静脉走行方向涂抹耦合剂
- 下肢外展 10° ～ 15° 并轻微外旋。

腘静脉段（图 5.3）

- 患者侧卧位，要检查的下肢在上面
- 膝关节弯曲 25° ～ 30°（使腘窝处及腘静脉上面的肌腱移开）。

探头和仪器设置

- 标准的 B 型设置
- 采用高频线阵探头（5.0 ～ 7.5 MHz）
- 探查深度设定为 3 ～ 4 cm
- 聚焦深度设定在 3 cm 处。

探头放置和标记

- 横断面扫查时，探头的标记位于患者的右侧（图5.2）。（若试图在纵断面上加压，探头可能会滑动而得到一假的加压扫查结果）。

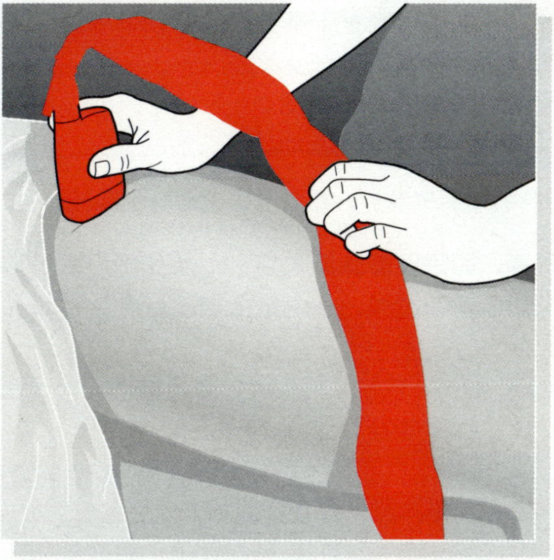

图 5.2　首先让患者仰卧位，探头放置于腹股沟处。

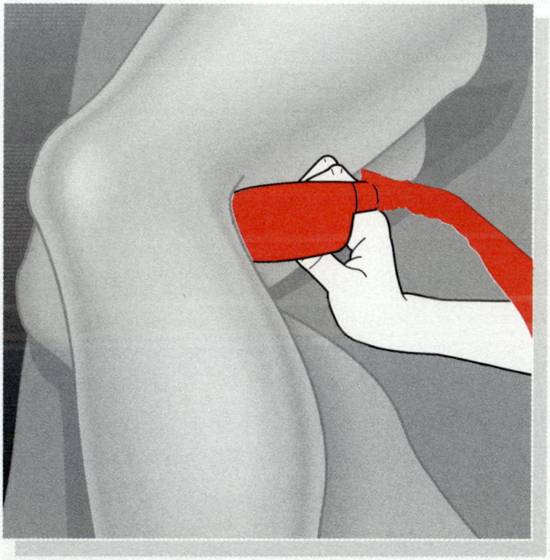

图 5.3　然后让患者半腹卧位，探头放置于腘窝处。

- 从腹股沟处开始扫查，将探头轻轻置于患者腹股沟韧带中点下方的皮肤上，确认“米老鼠征”（图5.4）：
  - 股动脉（厚壁）位于股静脉旁，有搏动
  - 隐股静脉汇入处：薄壁，有传导性波动。

  轻轻加压使正常静脉的前后壁靠近。相对而言，动脉不能被压扁。

- 将探头置于理想的位置，即隐股静脉汇入处。记录并打印两幅常规标准图像：一幅是加压前的图像，另一幅是加压后静脉壁相互靠拢的图像（图 5.4 和 5.5）。
- 沿途探查股浅静脉远段，加压、放松交替进行，直至整个腿长（见下面的小贴士）。记录并打印加压前后常规标准图像（图5.6和5.7）。
- 按上面描述的方法让患者改变体位，探查腘静脉。
- 将探头置于腘窝处，辨认腘静脉与腘动脉。腘静脉位于具有搏动性腘动脉的前方。
- 沿着腘静脉走行方向，向上探查到内收肌管，向下探查到腓静脉汇入处。加压、放松交替进行。记录并打印两幅加压前后常规标准图像（图 5.8 和 5.9）。

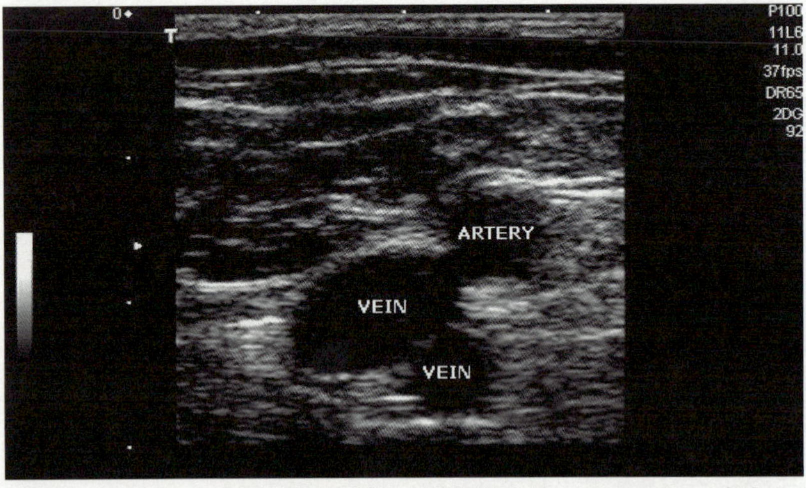

图 5.4　未加压，正常大隐静脉汇入股总静脉处。ARTERY：动脉；VEIN：静脉。

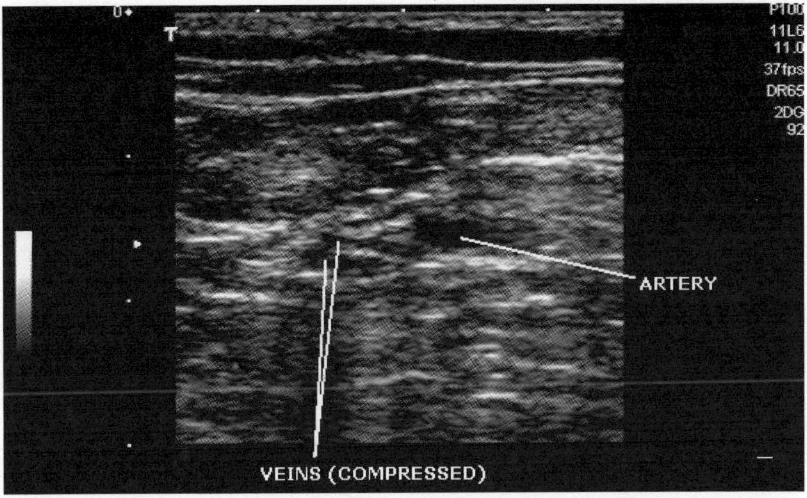

图 5.5　加压后，正常大隐静脉汇入股总静脉处。ARTERY：动脉；VEINS （COMPRESSED)：加压后静脉。

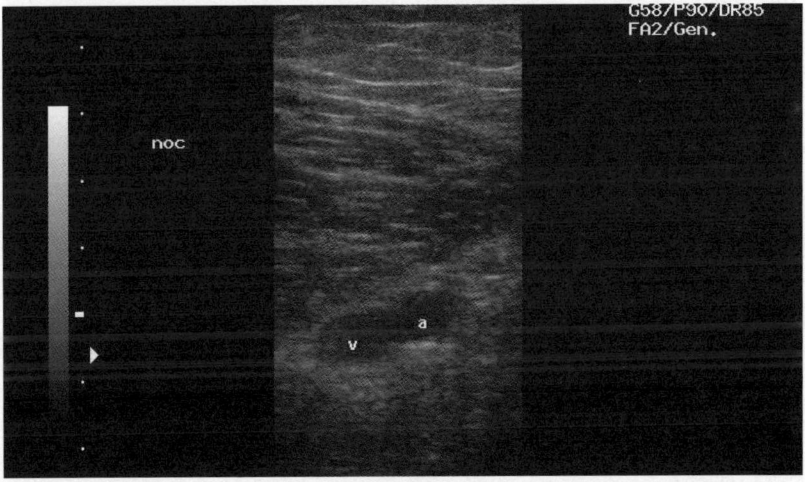

图 5.6　未加压，正常大腿远段动静脉图像。a= 动脉；v= 静脉。

在探查过程中，如果发现某处静脉腔内有实性回声，并且 / 或者发现静脉腔不能被压扁，说明患者该处静脉腔内有 DVT。检查就在此处结束。

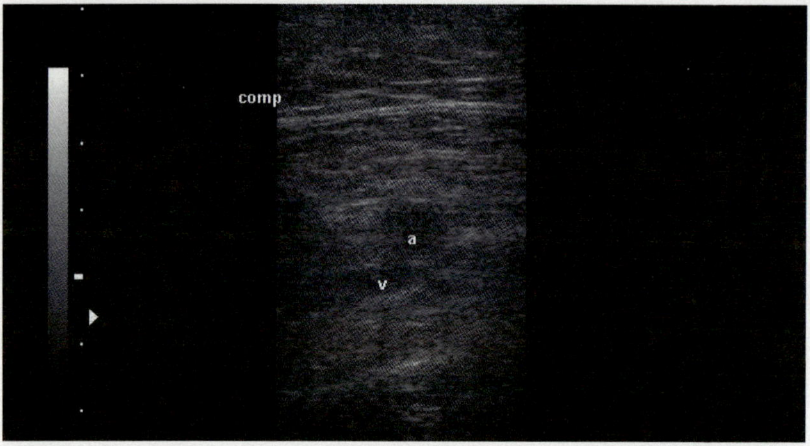

图 5.7　加压后，正常大腿远段动静脉图像。a= 动脉；v= 静脉。

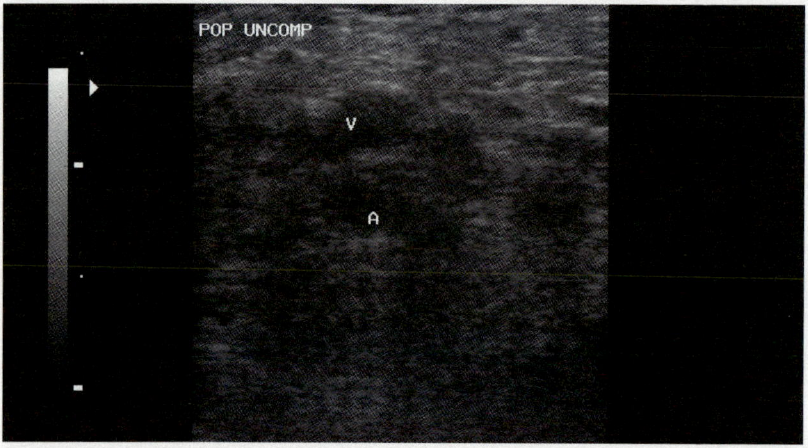

图 5.8　加压前，正常腘动静脉图像。A= 动脉；V= 静脉。

基本图像

至少必须探查六幅图像：

- 隐股静脉汇入处，加压前后的图像
- 股浅静脉远段，加压前后的图像
- 腘静脉，加压前后的图像。

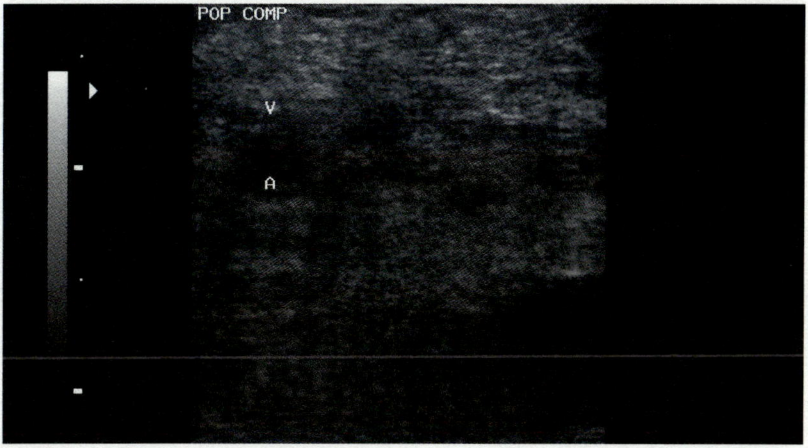

图 5.9　加压后，正常腘动静脉图像。A= 动脉；V= 静脉。

> ⚠ 无论是否加压，所有图像都应该清晰显示并有明确的解剖标志，动脉和静脉能够清晰地被区分出。

阳性和阴性图像

- 正常隐股静脉汇入处，加压前图像（图5.4）和加压图像（图5.5）
- 正常大腿远段：加压前图像（图 5.6）和加压图像（图 5.7）
- 正常腘静脉：加压前图像（图 5.8）和加压图像（图 5.9）
- DVT（图 5.10 和 5.11）
- 不清晰的图像（图 5.12）。

小贴示

✓ 严格地讲，三点加压超声检查法仅仅需要在腹股沟、大腿中部和腘窝处扫查，因为 DVT 的远段通常不能被压扁。但是，人们最常用的方法是尽可能多地扫查股静脉。

✓ 使用足量的耦合剂。

✓ 轻压，以免压扁静脉腔（特别是在腘窝处）。

✓ 如果有任何疑问，咽鼓管捏鼻鼓气试验（Valsalva manoeuvre）可以帮助确认股静脉。正常情况下，管径会增加15%。（利用这种方法

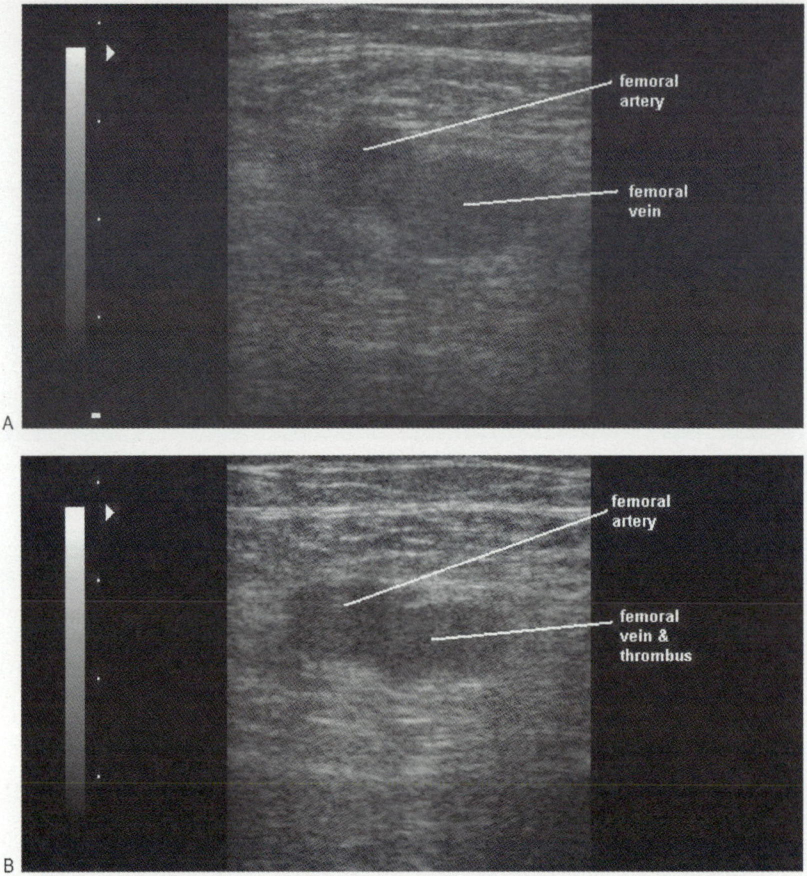

图 5.10　深静脉血栓。(A) 加压后；(B) 加压前。femoral artery：股动脉；femoral vein：股静脉；femoral vein & thrombus：股静脉血栓。

也可以排除闭塞性髂静脉血栓，但在充血性心力衰竭时，这种反应不明显)。

- ✓ 在向下探查大腿时，深度和焦距需要增加。
- ✓ 在肥胖者，可能需要低频探头（腹部探头），因为高频探头穿透力差。
- ✓ 如果用俯卧位探查股静脉不能很好地显示，则可采用坐位或站立位探查。
- ✓ 曾有静脉性疾病的患者，包括 DVT，其静脉可能不能被压扁，

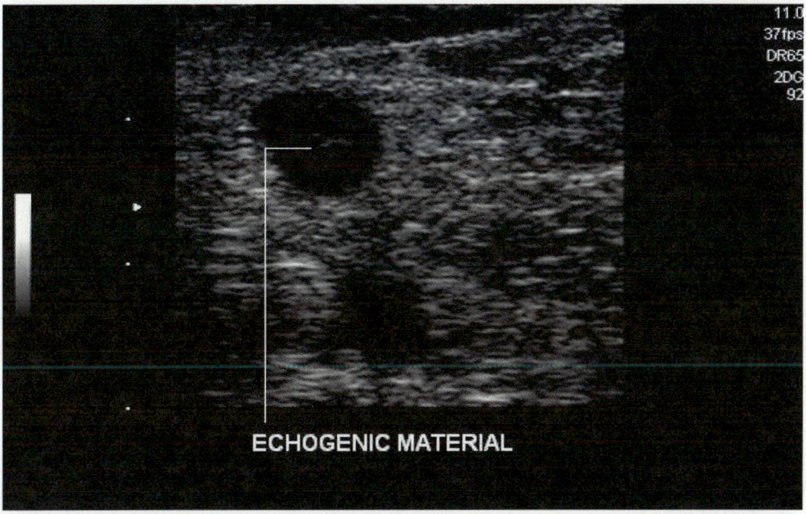

图 5.11　深静脉血栓：注意静脉腔内的实性回声性。ECHOGENIC MATERIAL：有回声性物质（实性回声）。

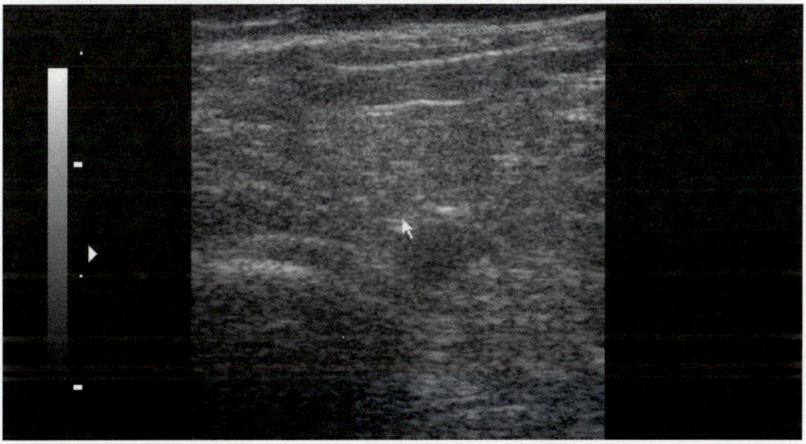

图 5.12　不清晰图像。

易导致假阳性。

- ✓ 大约 35% 的人群有两条腘静脉。要确保这部分患者的两条腘 静脉都能很好地显示，避免造成假阴性。
- ✓ 如果任何部位都不能恰当地显示，那么称这种检查为不合适的检查，应该转至超声科医生处进行检查。

三点加压超声检查法能提供的信息

- 上段有无 DVT，也就是说，腘静脉及其上静脉有无 DVT。

三点加压超声检查法不能提供的信息

- 腓静脉是否有 DVT
- 是否有蔓延的可能性，或是否有血栓栓塞的可能性
- 超声检查正常时疼痛的原因。

下一步该怎么做？

- 膝上静脉有 DVT：按照当地的治疗方案进行治疗。
- 膝上静脉无 DVT：
  - 当膝上静脉正常、膝下静脉高度可疑或有 DVT 时，应在 48 小时至 1 周内重复超声检查，以除外蔓延性 DVT。
  - 其他患者应该重新评价，以明确别的病因。
- 不清晰的图像：转到超声科进行检查。在等候期间，考虑给予 DVT 的治疗。

概要

→ 三点加压超声检查法是一种可行的检查方法，能够快速、准确地诊断上段静脉是否有 DVT。

→ 这种快速的诊断方法使患者不必在急诊科和超声科之间来回转送。

第 6 章

髋部疼痛

Richard Wright, Sean McGovern

问题：髋部有无渗液？

无损伤性髋部疼痛在儿童中是较为常见的症状，可由各种炎症或感染性疾病引起。成年人很少见。临床检查很难发现髋关节内积液，X 线检查也不可靠，相对来说，超声检查较为直接。

我们可以利用超声探查儿童髋关节，以明确是否有髋关节积液。探查可根据具体情况选择不同频率的探头（例如 4 ～ 7 MHz）、设置探查深度和聚焦位置。

为什么用超声检查？

- *诊断*：超声检查价格低廉、检查时间短暂、无电离辐射、髋关节积液定量分析重复性好、患儿无痛苦感。稍大些的孩子认为这是个超酷的体验——不用打针！
- *定位和引流*：可以利用超声对髋关节腔积液进行穿刺抽液定位和引流。
- *其他关节*：虽然临床上通过标记技术能够对大量关节腔积液做出诊断，并能对大量关节腔积液进行抽吸，如大量膝关节腔积液，但是，对于临床难以诊断的少量关节腔积液和肥胖者，超声显得尤其有用。

临床特点

髋部疼痛的儿童通常合并有跛行和发热。临床上有时很难确定哪侧髋关节受累，并且双侧髋关节同时受累很罕见。引起儿童髋部疼痛的疾病有：

- 化脓性关节炎
- 一过性滑膜炎
- Perthes 病（骨软骨病）

- 股骨头骨骺滑脱（slipped capital femoral epiphysis, SCFE）。

扫查前

- 应向患儿及其父母解释这一过程的要求并获得同意。
- 患儿仰卧在床上。
- 分散幼儿的注意力是很有帮助的。减弱背景光线。要求家长或监护人协助。开始检查前，可让患儿握几分钟探头以使他们不再害怕（注意别让他们把探头摔在地下）。
- 暴露髋部，但通常不需要脱掉内裤或尿布。

技术和图像

患者的体位

- 理想的体位：仰卧位，髋部没有弯曲，处于自然体位（图 6.1）。
- 但是，使患儿保持安静比获得理想的体位更重要，如果患儿不愿意完全伸直髋部，那么，就要确保双侧髋部处于完全同样的位置。
- 这种技术与用来识别髋部发育不良（developmental dysplasia of hip，DDH）的体位不同，有时会引起混淆。

> ⚠ 两个髋部必须在同样的位置上进行检查，两条腿尽可能舒适地伸直。

探头和仪器设置

1. 采用高频线阵探头（7 ~ 12 MHz）。
2. 大多数超声仪器内部都有已经设定好的检查儿童髋部的参数。如果仪器内没有提前设置，聚焦最多采用三个焦点，探查深度刚好设定在骨表面，通常是几厘米深。
3. 调节增益，以使软组织相对较暗，以便能够辨认出黑色的液体。

探头位置及标记

1. 沿着股骨颈长轴、斜向腹侧面扫查髋关节(图 6.1)。
2. 必须辨认出（图 6.2）：

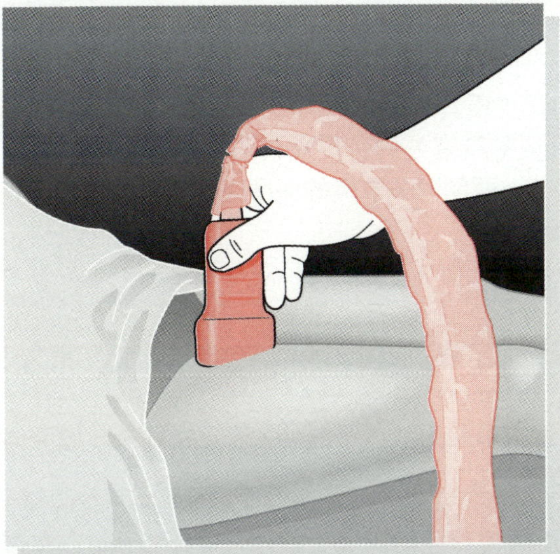

图 6.1　患者仰卧位，探头平行于股骨颈长轴放置。

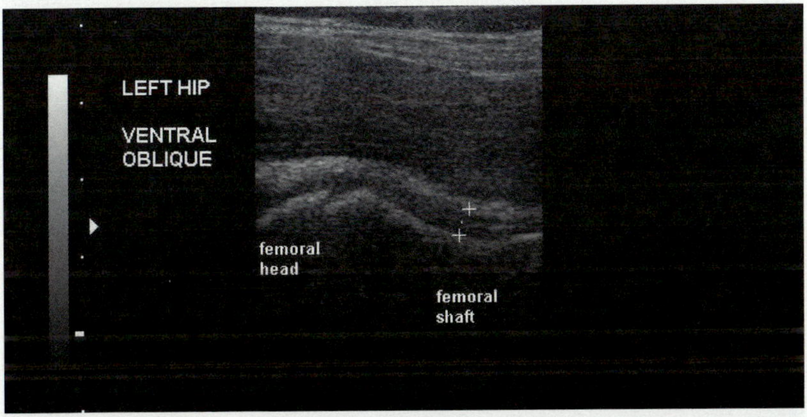

图 6.2　正常髋关节，腹侧面观。光标测量位置恰当。femoral head：股骨头；femoral shaft：股骨干。

- 强回声性的股骨头和股骨颈的骨皮质
- 髋臼前缘
- 无回声性长骨体生长部（生长盘）
- 关节囊表面的髂腰肌

- 正常关节囊的前隐窝，它的前后缘平行（“电车双轨征”）
- 正常关节囊外形呈凹形，它的厚度测量为 2 ~ 5 mm（测量从外缘到股骨颈的骨皮质）。

3. 用电子测径器垂直测量最宽处的骨皮质（图 6.2）。
4. 对比探查两侧髋关节，两侧髋关节囊的深度应该是对称的，误差应该在 2 mm 以内。
5. 病理：当髋关节腔内有积液时，我们可以观察到下列一个或多个征象（图 6.3）：
   - 无回声性液体扩张关节囊：边缘凸起，“电车双轨征”消失
   - 关节囊最深处大于 5 mm
   - 非对称性：病变侧关节腔内液体最深处大于正常侧关节腔液体最深处 2 mm。

注意：对婴儿来说，正常关节腔的深度上线值应小于 5 mm。在这种病例中，凸形与非对称性可作为诊断积液的依据。

感染性关节腔内的积液有时可含有声学碎片，但也有一些感染性关节腔内的积液是清亮的。而且许多没有感染的关节腔内积液有时也会出现声学碎片。因此，积液内的声学碎片不是一个可靠的征象。

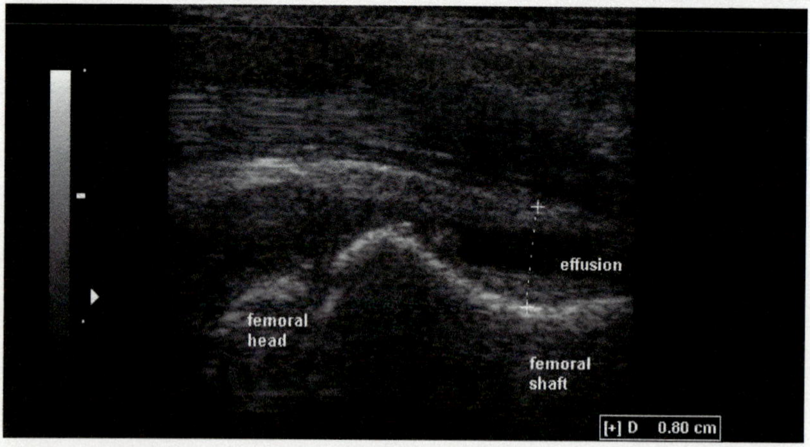

图 6.3　髋部积液。effusion：积液。

关节腔穿刺抽液术

不是所有的关节腔积液都需要穿刺抽液。是否进行关节腔穿刺抽液依赖于其临床特点及其他检查结果（参见下一步该怎么做？）。关节腔穿刺抽液可以在急诊科、手术室或超声科进行，具体在哪个科室进行，要视患者和实际条件而定。

如果需要进行关节腔穿刺抽液，那么你要做到：

- 向患者解释并得到患者同意
- 对同意抽液的患者，需要局部麻醉和（或）镇静（用适当的药物并监控），甚至也可以在手术室全麻下进行
- 无菌技术：消毒超声探头鞘和耦合剂（参见第 7 章和第 9 章）
- 准备适当的穿刺针和注射器
- 准备实验室用来分析液体用的标本容器。

超声引导下的髋关节穿刺抽液术与置管引流术类似（参见第9章）。穿刺针垂直于皮肤、沿探头的长轴将针刺入髋关节腔内。在超声图像上辨认穿刺针（或穿刺针的彗星尾征），监控穿刺针行进到髋关节腔内积液的过程和抽吸液体的过程。

基本图像

在同样的位置上，双侧髋关节各储存并打印一幅图像（在实际工作中，双侧髋关节通常各留取三幅图像，最后采用最好的一幅图像）。

阳性和阴性图像

- 正常髋关节图像（图 6.2）
- 髋关节腔积液（图 6.3）
- 不清晰的图像（图 6.4）。

小贴示

✓ 对比探查双侧髋关节（图6.5）。先扫查无症状侧髋关节，以得到患儿的信任。
✓ 注意双侧髋关节积液。
✓ 垂直于骨皮质测量深度，避免成角测量，以免高估（图 6.6）。

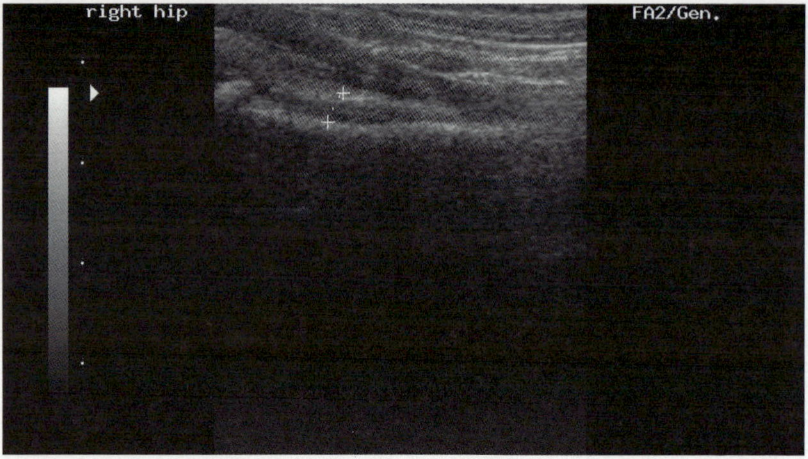

图 6.4　不恰当的图像。

> ⚠ 两侧髋关节必须在相同的位置上检查，两腿要尽可能舒服地伸直。

超声检查能够提供的信息

- 有无关节腔积液？超声的准确性大于 90%。

超声检查不能提供的信息

- 积液的原因：偶尔可见到股骨头骨骼分离（SCFE），或可见到 Perthes 病的股骨头破裂。然而，这些征象是滞后反应，有或没有这些征象都不影响对积液的诊断。如果需要对积液进行化验分析，那么就要进行髋关节腔积液穿刺抽吸。超声检查虽然不能提供积液的病因，但结合临床所见和其他检查结果如白细胞计数，也还是非常有价值的。
- 有无感染？一个阴性扫查结果可以告诉我们，患者患有感染性关节炎的可能性很小，但不能排除骨髓炎。

下一步该怎么做？

- 超声检查显示无积液：寻找其他原因。

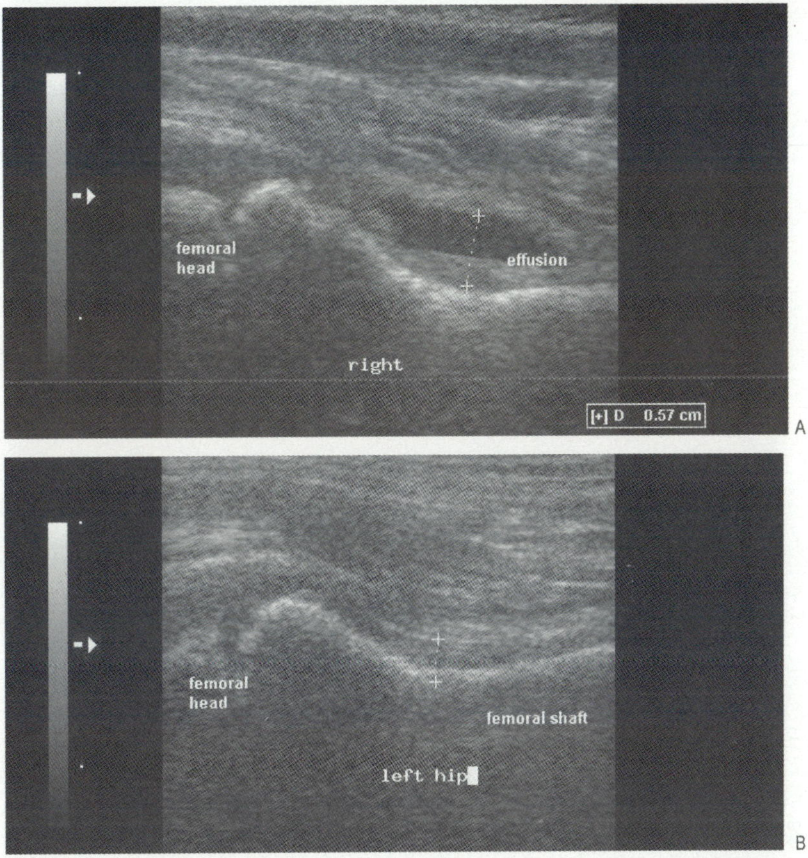

图 6.5　对比观察双侧髋关节。病变侧髋关节腔（A）比正常侧髋关节腔（B）宽 2mm 多。femoral head：股骨头；effusion：积液；right：右侧；femoral shaft：股骨干；left hip：左髋。

- 不清晰的扫查：重复扫查，重新评价患者。
- 超声检查显示有积液：进一步做其他检查（如血常规、X 线、核磁共振），根据患者的临床特点和实际条件进行处理。
- 常常不需要穿刺抽吸：例如，对一临床和实验室检查结果正在改善的一过性髋关节滑膜炎患儿。
- 根据患者的情况和实际条件，髋关节腔穿刺抽液术可以在急诊科、手术室或超声科进行。

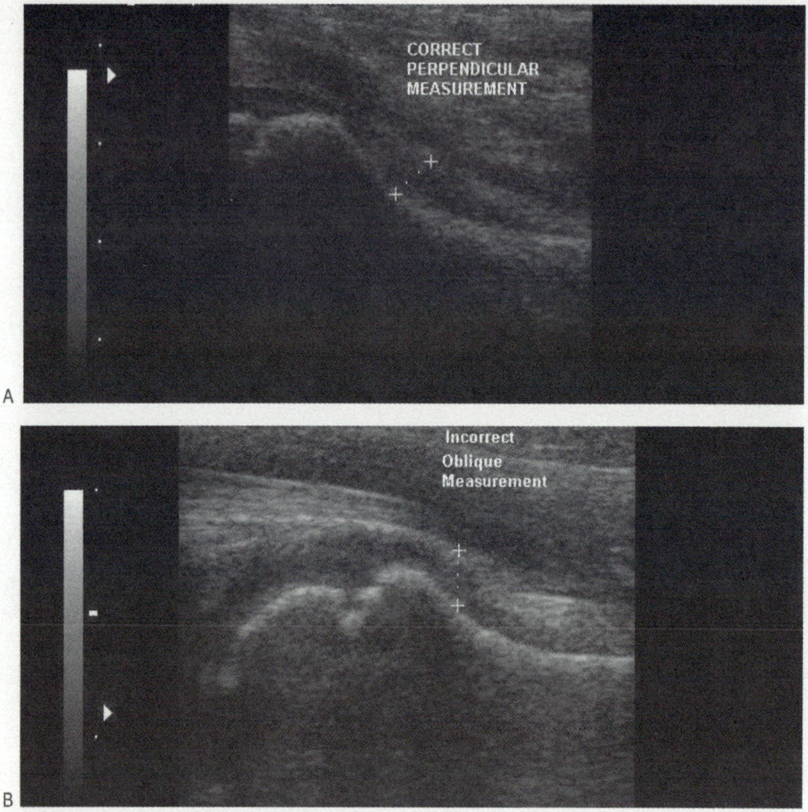

图 6.6（A）深度的正确测量方法（垂直于骨皮质）；（B）不正确的深度测量方法（成角测量）。

> ⚠ 不是所有的关节腔积液都需要抽液。

概要

→ 超声检查能够快速、安全、可靠地诊断出髋关节腔积液。
→ 双侧髋关节要求各有一幅清晰的图像。
→ 积液的确认或排出有助于指导制定患者的处理方案。
→ 超声可以用来引导髋关节腔穿刺抽液。

第 7 章

中心静脉通路

Justin Bowra

为什么做超声检查？

- 在紧急情况下，快速、安全地获得血管通路是非常重要的。
- 中心静脉通路（central venous cannula，CVC）盲穿，也被称为标记技术，具有一定的危险性，并且，在许多情况下，如心脏骤停、血容量减少、解剖变异等，很难成功将导管插入中心静脉内。
- 超声引导下的中心静脉通路插管是最好的方法。这种方法能够正确地确定目标静脉的位置，辨认解剖变异和静脉内是否有血栓，并能减少并发症发生的风险，如损伤邻近组织器官。研究表明，采用二维（2D）超声引导下的 CVC 插管比标记技术更安全、成功率更高。
- 在英国，当前国家临床优选指南（www.nice.org.uk）推荐 2D 超声引导下的紧急 CVC 插管。
- 外周静脉（如大隐静脉）和动脉的插管也可在超声引导下进行。

解剖

- 颈内静脉（internal jugular vein，IJV）走行在颈动脉鞘内，绝大多数平行位于颈总动脉（common carotid artery，CCA）旁、胸锁乳突肌下面（图7.1）。其可压缩性和相对安全性是急诊科医生更喜欢将其选作 CVC 插管的理由。传统的插管位置位于胸骨上窝与胸锁乳突肌分叉处连线的中点。
- 股静脉（也称股浅静脉）不仅具有可压缩性，而且具有远离重要结构的特点，例如肺和气管。股静脉走行在股鞘内，位于脉动性股深动脉与股浅动脉中间，体表标记位于耻骨联合与髂前上棘连线的中点（图 7.2，也见第 5 章深静脉血栓）。
- 锁骨下静脉插管在技术上相对较难，超出了本书的讨论范畴。
- 超声引导下的 CVC 插管最重要的是首先要鉴别动脉与静脉：

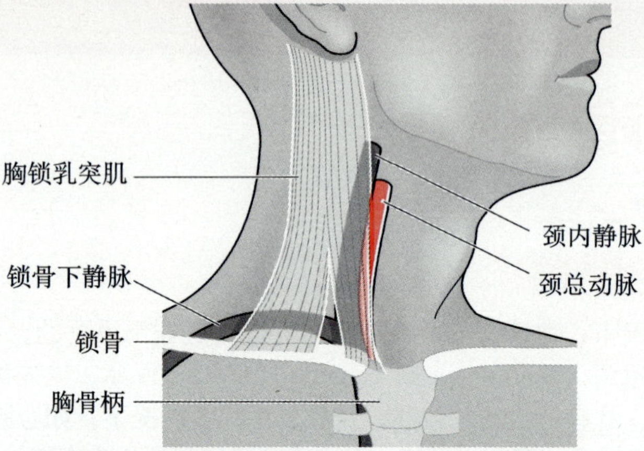

图 7.1　让患者向左侧转头，显示右侧颈内静脉的毗邻关系。颈内静脉和颈总动脉位于胸锁乳突肌的深部。

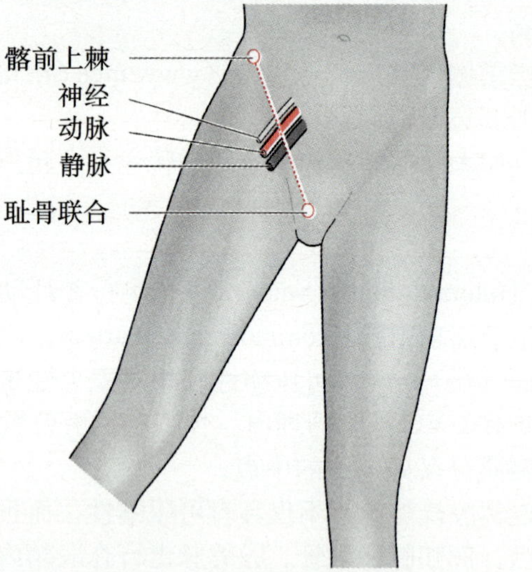

图 7.2　患者下肢外展，显示右侧股静脉的毗邻关系。

1. 静脉管径较大，横断面为椭圆形，壁薄、具有可压缩性（但当静脉腔内有血栓或其近端有阻塞时，如严重的肺梗塞，静脉的可压性消失）；
2. 静脉的内径会随呼吸和咽鼓管捏鼻鼓气试验而变化；
3. 动脉有脉动样特点（注意区别动脉搏动传导到静脉引起静脉的波动感）；
4. 虽然多普勒波形分析能够进一步区别动、静脉，但是，多普勒不是主要方法，国家临床优选指南也不推荐用多普勒超声。

采用哪种超声穿刺技术？

这里描述三种穿刺技术。笔者提倡并采用三种技术相结合。

“静态”技术

在穿刺区进行消毒之前，先用超声明确目标静脉，确定目标静脉的深度、走行和可压缩性，标记最佳穿刺点。然后进行盲穿。此种方法称为“静态”技术。单独使用“静态”技术，在技术上较为简单，也不需要消毒探头。但是，这种技术没有实时超声引导下的穿刺技术安全。著者推荐在使用以下两种穿刺技术中的任何一种技术以前，先行“静态”技术检查目标静脉。

实时横断面（transverse section，TS）技术和实时纵断面（longitudinal section，LS）技术

这两种技术都需要消毒的探头和耦合剂。这两种技术比静态技术难度大。术者第一次使用这两种技术中的任何一种时，都需要有助手帮忙。

> ⚠ 先用超声定位并标记穿刺插管的位置，然后移去探头。但是，实时超声引导下的穿刺插管技术更安全。

实时超声引导下 CVC 插管术的术前准备

- 除非情况紧急，否则，要征得患者同意。
- 首先，将患者与各种监视器连接。准备局麻和塞尔丁格（Seldinger）技术设备。
- 用“静态”技术明确解剖关系，选择最佳导管插入位置。然后，进行消毒、铺巾。
- 先在探头上放置标准普通耦合剂，然后，将探头插入已消毒好的超声探头鞘内，在鞘上涂抹消毒的耦合剂（图7.3）。紧急时可用消毒的无菌手套代替探头鞘。这些步骤需由助手准备。
- 当你对此技术不很熟悉时，让助手握着探头，虽然这不是必不可少的步骤，但是，是很有帮助的。
- 超声监视器要在你的视线之内：当你伸长脖子向上看屏幕时，很难成功插入导管，并且还有潜在的危险。

患者的体位

- 根据临床特点决定患者的体位。
- IJV插管：将特伦德伦堡（Trendelenburg）套管倾斜10°，这样会明显地增加 IJV 的内径并可预防颅内空气栓塞。
- 股部插管：下肢外展。

探头和仪器设置

- 选择高频线阵探头（例如 7.5 MHz）。部分高频线阵探头的中央有一超声引导穿刺针的凹槽。
- 聚焦的位置设定在 3 cm 处，探查深度设定在 5cm 处。

技术

横断面（TS）技术

1. 用你的非主导手将探头横断放置于已经准备好穿刺的位置，辨认静脉、动脉以及邻近组织结构（图 7.4 至 7.7）。需要注意的是，淋巴结在横断面上可能类似血管，但没有可压缩性或管样结构。
2. 移动探头，调节图像的深度和聚焦的位置，使静脉在屏幕图像的

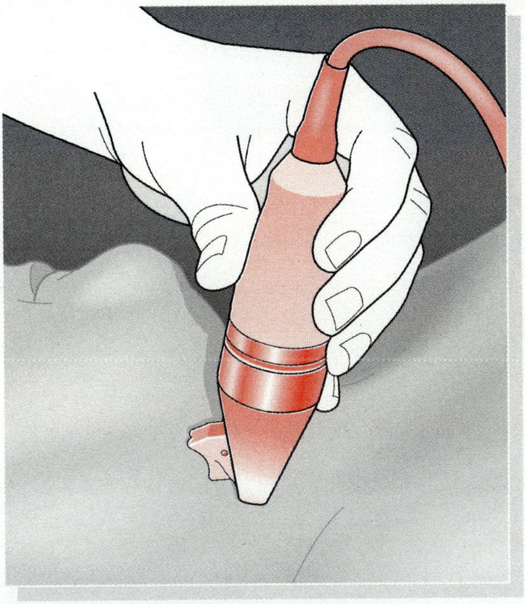

图 7.3　确定颈内静脉最佳穿刺点。

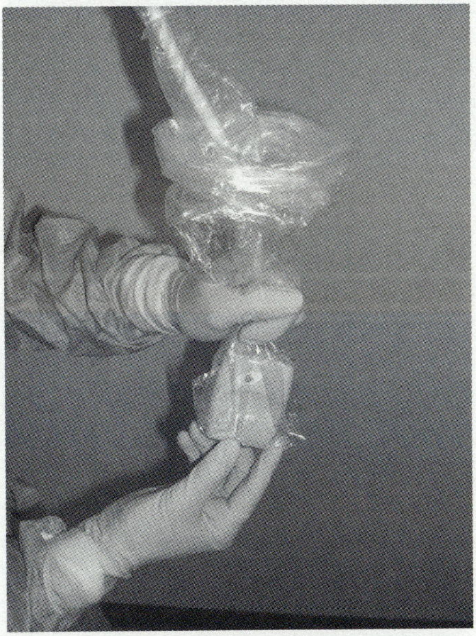

图 7.4　准备消毒的无菌探头。

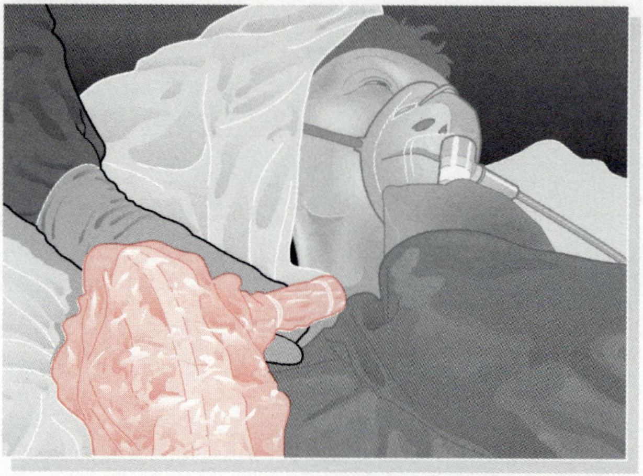

图 7.5　消毒的无菌探头放置于准备好的患者的颈内静脉穿刺处。

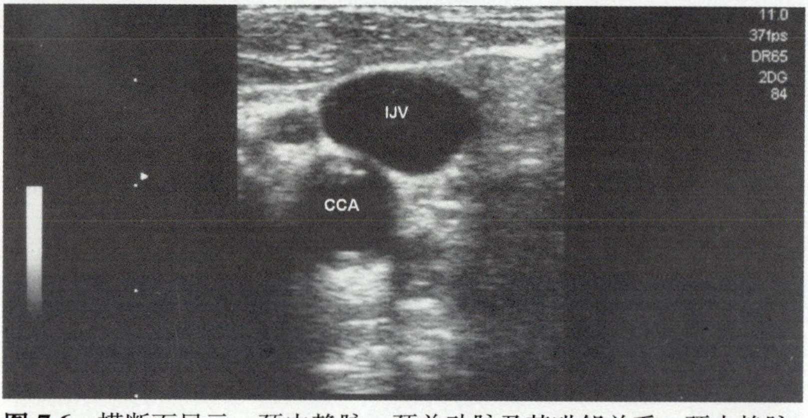

图 7.6　横断面显示：颈内静脉、颈总动脉及其毗邻关系。颈内静脉可被探头压扁。

中央（图 7.7 和 7.8）。标记静脉穿刺点的位置。

3．在探头的中点、静脉走行的前方进行局麻（图7.9）。当局麻起作用后，用手术刀在颈部皮肤上刺一小口，以便穿刺针容易通过。这一步骤并不必要。

4．用你的主导手将带有注射器的穿刺针刺入已经局麻好的穿刺点。针与皮肤的角度要比盲穿时更陡。以一定的角度和位置进针，

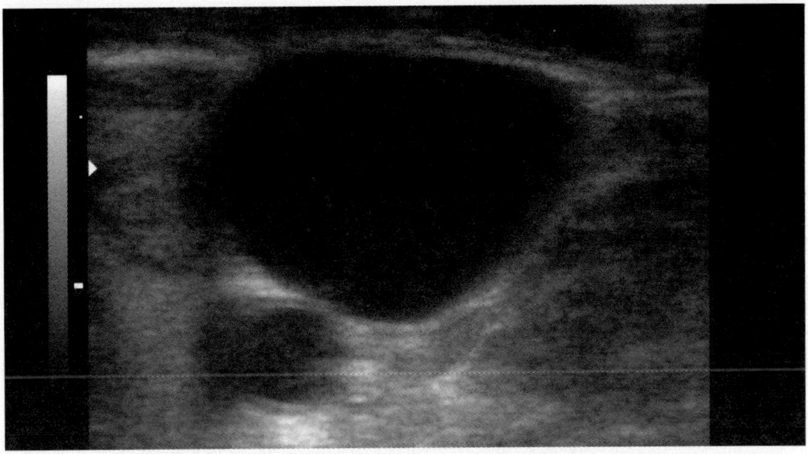

图 7.7　横断面显示：颈内静脉的内径随着试验增大。

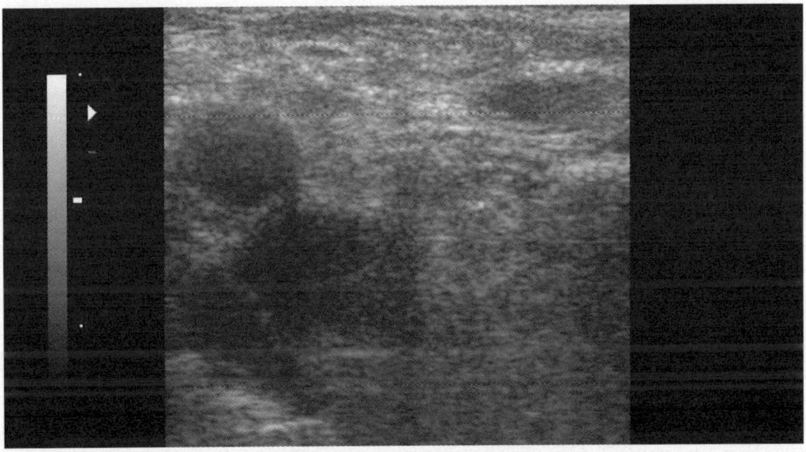

图 7.8　横断面显示：聚焦位置不合 适，增益太高，静脉不在图像的中央。

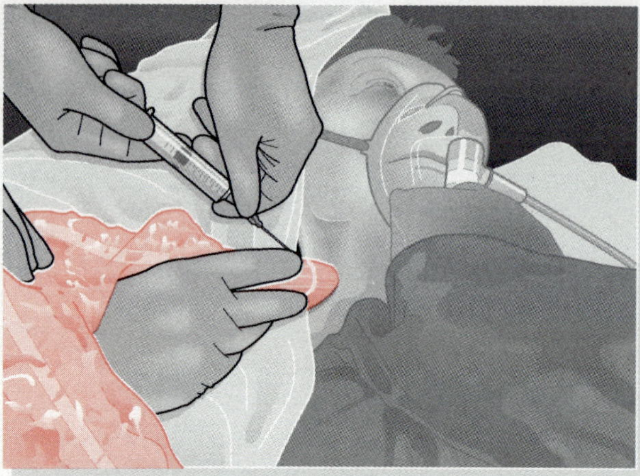

图 7.9 实时超声引导下穿刺，助手固定探头。

确保针尖刺在超声图像中的静脉内，不可超越超声图像平面（图7.10）。横断面（TS）法常常不能显示穿刺针，但可以利用针的彗星尾征来确定针的位置（图7.11）。如果对穿刺针的位置有疑问，则轻微调整探头的角度，直到能看到穿刺针的位置（图7.12）。

5. 用这种比较陡的进针角度进行穿刺的最大危险是不慎刺穿静脉壁。通过下列方法可避免：
   - 慢慢地进针，其速度比盲穿要更慢。
   - 在实时超声监控下进针。
   - 观察随着穿刺针接近静脉前壁，静脉前壁内侧面出现的篷样隆起（图7.13）。当针进入到静脉内，篷样隆起将消失。横断面技术下，超声甚至看不到针在静脉内，只能够看到针尖（或它的伪像）（图7.14）。但是，如果超声图像不与针相交的话，连针尖也看不到。
   - 通过抽吸静脉血来确定穿刺针的位置。
   - 一旦穿刺针进入到静脉腔内，缩小穿刺针与皮肤的角度。注意要确保针尖保留在静脉腔内。
6. 移去注射器，换成导线。超声能够显示静脉腔内的导线（图7.15和7.16）。采用横断面和纵断面扫查法，跟踪导线行进的过程，确保导线没有纽结。
7. 移去探头，完成CVC的塞尔丁格插管。按照实际条件，采用X

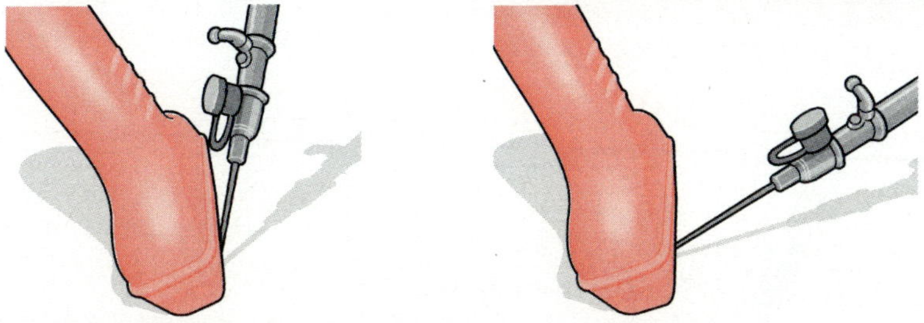

图 7.10 （A）正确的方法：将针以较陡的角度插入到静脉内，使针的路径与超声图像中的静脉相交。（B）不正确的方法：穿刺针直接接触到了探头，针尖将会在超声图像之外。

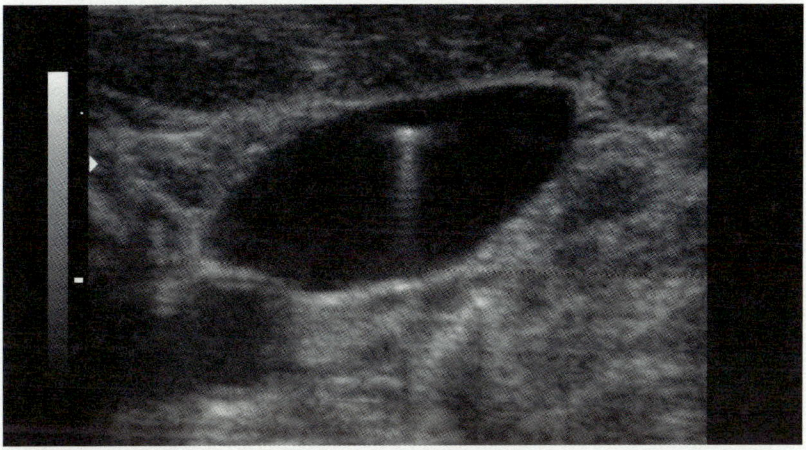

图 7.11 横断面显示：静脉内针尖的彗星尾征。

线来确认插管的位置。

纵断面（LS）技术

1. 第一步与 TS 相同。
2. 一旦辨认出静脉，就*旋转*探头到纵断面显示静脉。采用上述方法（“解剖”）确保该血管就是静脉（图 7.17）。
3. 与上述一样，在探头下方局麻、用解剖刀划开皮肤。
4. 同传统盲穿一样，穿刺针以小的角度刺入，这样在超声图像上很容易看到穿刺针（图 7.18）。

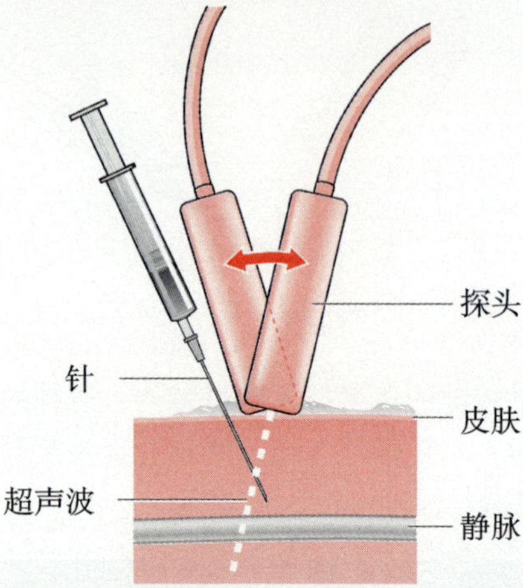

图 7.12　调节探头的角度，直到能够辨认出穿刺针的位置。

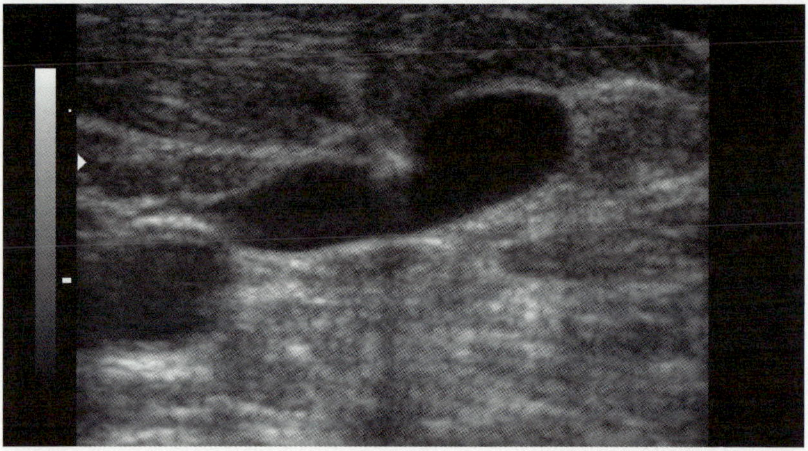

图 7.13　横断面超声图像：当穿刺针接近静脉前壁时，静脉前壁呈“篷样改变”。

5. 这种技术的最大缺点就是探头不慎移动会造成图像平面与 静脉和针的图像平面不平行，由此有可能会导致穿刺针穿通静脉壁，甚至穿入到动脉内。
6. 一旦穿刺针刺入到静脉内，就按照 TS 技术中的第 6 步和第 7 步完成整个穿刺过程。

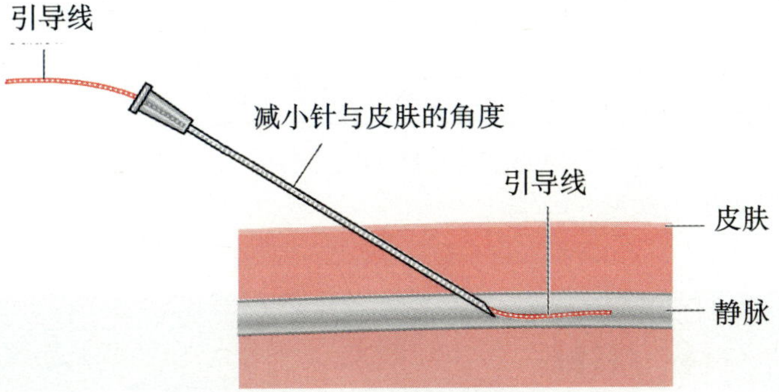

图 7.14　引导线插入静脉后，缩小穿刺针的角度。

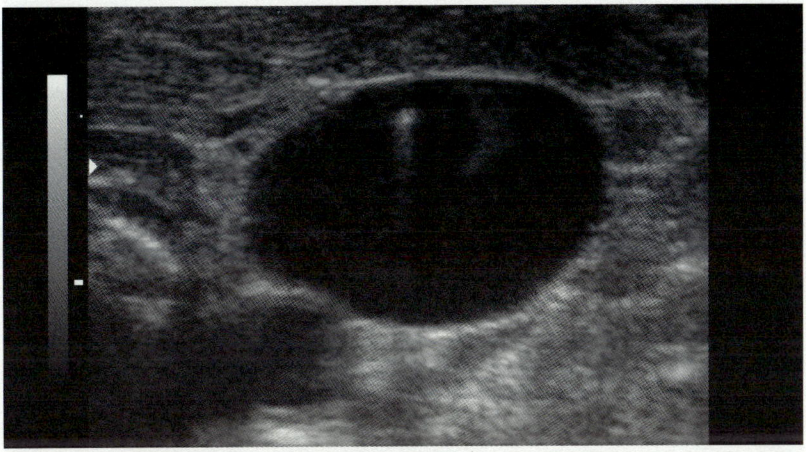

图 7.15　横断面图像：静脉内的引导线。

横断面技术与纵断面技术比较

横断面技术

→ 以较陡的角度进针。

→ 相对较容易，多数医生喜欢采用这种方法。

→ 很难在超声图像上看到穿刺针，是利用“彗星尾征”来辨认针尖的位置。

→ 如果探头平面与穿刺针不相交，有穿通的危险。

纵断面技术

→ 以小的角度进针。
→ 更容易看到穿刺针。
→ 如果探头的平面与静脉或穿刺针的平面不再平行，穿刺针有穿通静脉和穿入动脉的危险。

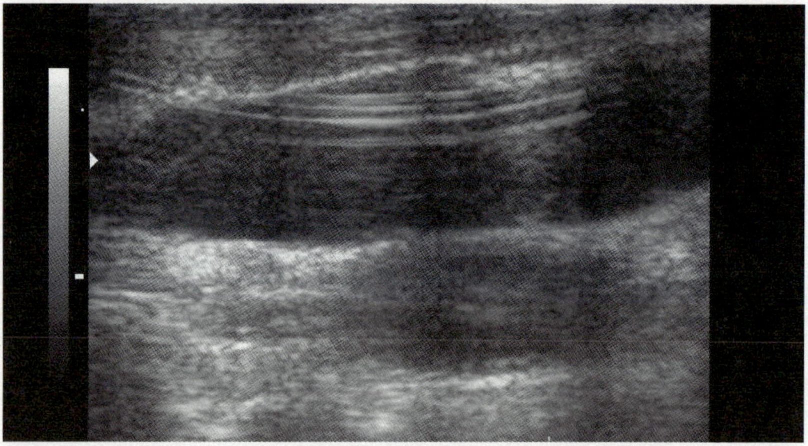

图 7.16　纵断面图像：可见腔内线样结构。注意彗星尾征。

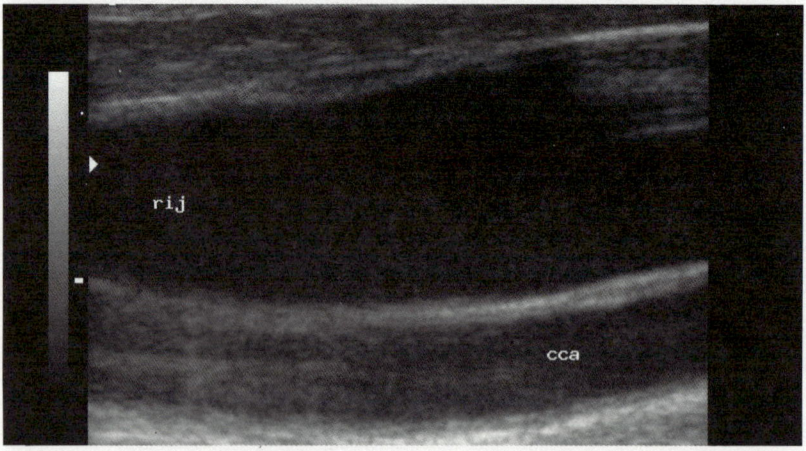

图 7.17　纵断面图像：颈内静脉和颈总动脉。静脉比动脉更表浅、更宽、壁更薄。rij：右侧颈内静脉；cca：颈总动脉。

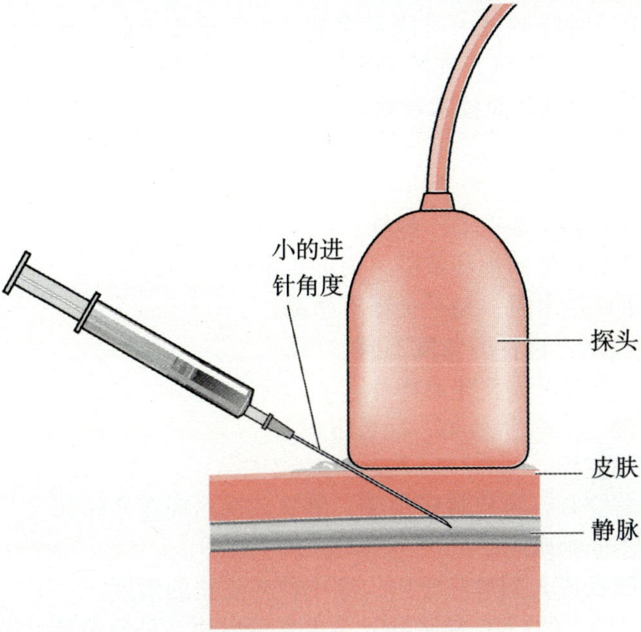

图 7.18　纵断面实时超声技术，要求小的进针角度。

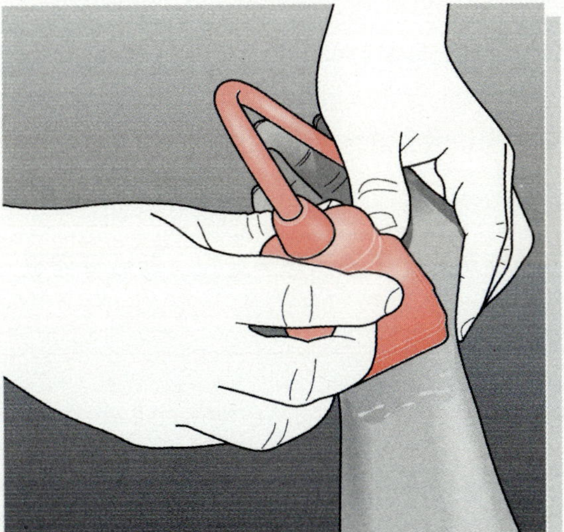

图 7.19　用超声确认桡动脉。

联合使用三种穿刺技术可能是穿刺技术中最安全的（先不消毒，用静态技术确认静脉及其周围的解剖特点，随后采用横断面技术进针，最后采用纵断面技术观察导线）。

小贴示和缺陷

- ✓ 不需要多普勒超声鉴别动、静脉。
- ✓ 保持超声屏幕在你的视线范围之内的正前方。
- ✓ 第一次使用该技术时，助手会很有帮助。
- ✓ TS 与 TL 技术，进针的角度不同。
- ✓ 通过下述方法可以避免穿通静脉：
  - ✓ 进针要慢
  - ✓ 实时超声监控
  - ✓ 观察随着穿刺针接近静脉前壁，静脉前壁出现篷样隆起
  - ✓ 注射器不断抽吸
  - ✓ 一旦穿刺针进入到静脉腔内，缩小针与皮肤的角度。
- ✓ 上述超声引导下的CVC穿刺插管技术也可以用在外周静脉（例如用在长大隐静脉）和动脉（图 7.19）。

概要

→ 超声引导下的CVC穿刺术是最好的方法，可大大降低并发症的发生。

→ 这项技术对于初学者来说会存在一定的困难。

⚠ 实时超声引导下的穿刺术比单独用超声定位、随后盲穿更安全。

⚠ 另外，经典的塞尔丁格CVC插管技术的危险性、禁忌证和并发症都适用于超声引导下的CVC插管技术。

第 8 章

软组织异物

Michael Hyland, Russell McLaughlin

问题：有异物吗？

为了回答这个问题，医生在进行超声检查之前，首先必须全面了解病史和查体。然后，进行超声检查。问题可以在这一过程的任何阶段得到回答。但是在这一过程的任何阶段，异物都可能被漏诊。这种情况并不仅仅发生在急诊科。不要忘记急诊超声检查只回答确定性问题："有异物还是没有异物？"对于有软组织征象的其他疾病的诊断，最好留给受过全面培训的超声科医生来回答。

为什么用超声检查？

超声检查对确认和排除 X 线不易显示的软组织异物极为有用，如木材、塑料和铝。一旦明确软组织内有异物存在，可利用超声进行异物定位并移除异物。

临床特点

患者通常可以记得自己受伤的全过程，可以描绘出可疑异物的特性以及异物是如何进入自己体内的。但是，在个别情况下，病史可能不完全或难以得到（例如，儿童表述不清或陈述滞后）。尽管我们得到的病史不令人满意，但是，当患者持续抱怨有异物感或感染的伤口难以治愈时，我们应该考虑到有异物存在的可能，除非证明患者抱怨的异物感或难以治愈的伤口是别的原因所致。

技术和图像

患者的体位

- 根据临床特点而定
- 手或前臂的异物：采用坐位，将前臂放在检查床上
- 躯干或下肢的异物：可采用仰卧位或俯卧位。

探头和仪器设置

- 浅表组织的异物：采用高频探头（10～15 MHz），并用一层厚的消毒耦合剂
- 利用透声垫或充满水的消毒手套来改善图像质量，使浅表组织位于图像聚焦带中（图 8.1 和 8.2）
- 较深层组织的异物：常常采用 5 ～ 7.5 MHz 线阵探头
- 聚焦和深度设置：取决于可疑异物在患者软组织中的深度。

探头放置及标记

- 沿着可疑异物进入机体的轨迹进行扫查（图 8.3）。
- 异物通常是高回声性，如果异物足够致密，其后方常常伴有声影（图8.4）。由于异物周围常常有血肿或脓肿，相对的超声图上表现为异物周围有低回声性液体包绕。
- 如果确定软组织内有异物或发现局部有异常征象，则将探头旋转90°，然后重复扫查，以明确可疑异物的形状。同时也要注意，异物是否为一个以上，或是否单一的木材已经断裂成几个碎片。
- 如果对某一辨认的结构性质有疑问，则要扫查对侧肢体的相同区域，以除外正常解剖结构。
- 当确诊有异物时，标记异物的体表位置。注意异物与邻近组织的解剖关系，特别是与周围血管、关节或韧带的关系，这对随后的外科手术方案很重要。
- 有时临床上要求超声定位穿刺位置协助移除异物。在穿刺前，要得到患者的同意。用抗菌剂清洗消毒皮肤，采用严格的无菌技术、已消毒的耦合剂和探头鞘。
  1. 穿刺点进行局麻。
  2. 沿着可疑异物进入软组织的轨迹，用细针（如 25G）穿刺进入皮肤，穿刺针的针尖或其伪像在屏幕图像上要能看到。慢慢进针，直到针与异物接触。保持针的位置，以指导外科手术。
  3. 医生可能很想在实时超声引导下取出异物。但是，笔者发现，因下列原因，这种想法很不切合实际：
- 因切口是沿着受伤轨迹切开，空气会进入到软组织内，导致超声图像不清晰。

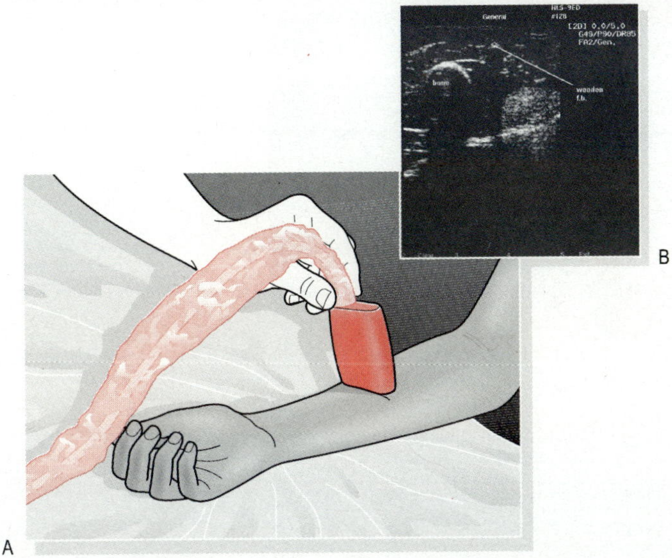

图 8.1　(A) 将线阵探头直接放置于患者的前臂。(B) 超声图像：异物的近景显示欠清晰。Bone：骨；wooden f.b：木质异物。

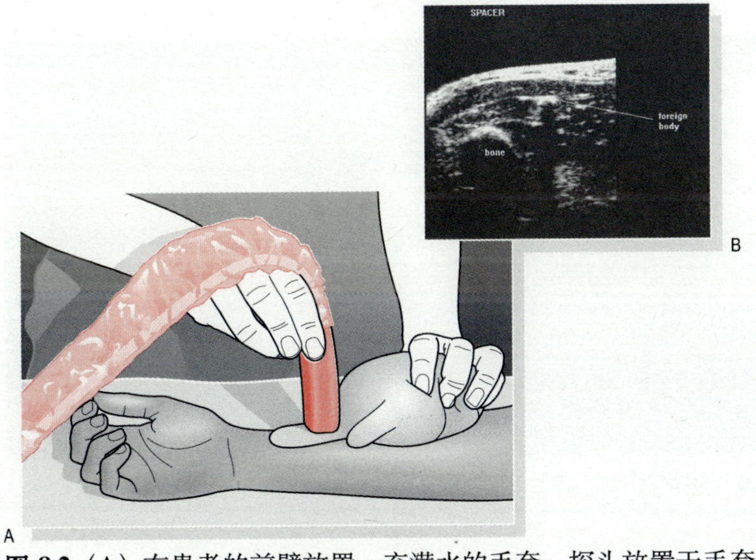

图 8.2（A）在患者的前臂放置一充满水的手套，探头放置于手套上方。(B）超声图像：异物的近景显示清晰。foreign body：异物。

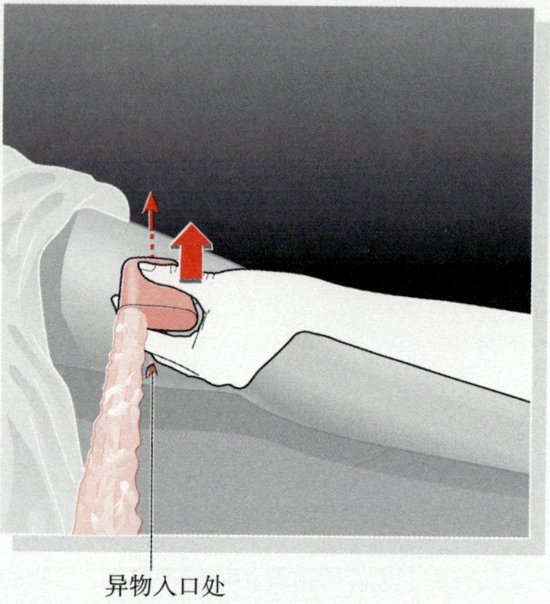

图 8.3　沿着异物进入机体的轨迹进行探查。

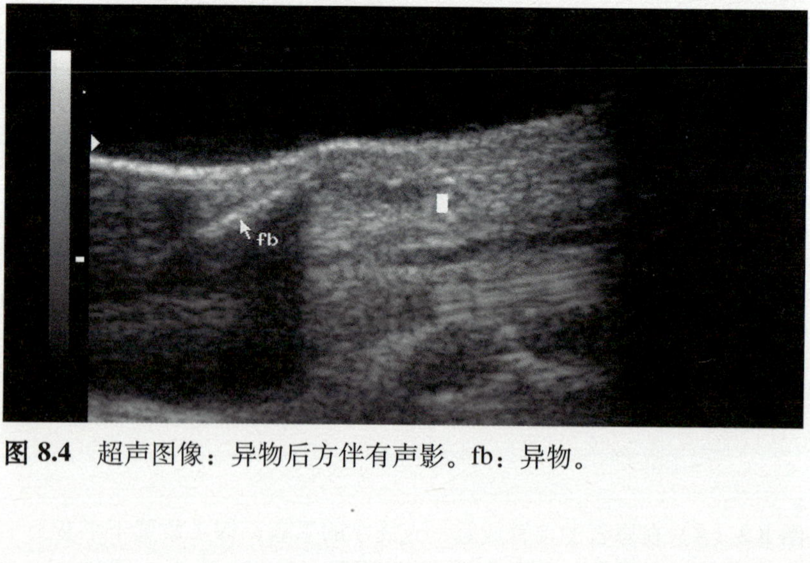

图 8.4　超声图像：异物后方伴有声影。fb：异物。

- 实时超声扫查与手术切除同时进行时，需要四只手而非两只，会使两种技术都很不方便。

小贴示

✓ 用一个透声垫或充满水的消毒手套可以改善浅表组织图像的清晰度。
✓ 如果对某一个辨认的结构有疑问，则扫查对侧肢体相同的区域，以除外正常解剖结构。
✓ 用记号笔或针标记异物的位置，以便随后的异物移除。

超声检查能够提供的信息

- 是否有异物存在；
- 异物的位置；
- 异物的数量；
- 异物与邻近周围组织结构的关系，例如与肌腱、血管的关系。

超声检查不能提供的信息

- 异物是什么；
- 异物周围液体的性质是什么。

⚠ 我们要更多地相信患者而不是超声扫查结果。如果患者感觉有异物存在，通常就有异物存在。

下一步该怎么做？

病史或查体认为有异物

- 超声显示有异物：在评估患者的症状和异物周围重要组织结构的解剖关系之后，再考虑取出异物。
- 超声显示无异物：大约在 1 ~ 2 周内，重复超声检查，或与超声科医生讨论有关的进一步检查。
- 超声显示有异物，但手术中没有发现异物：重复超声检查，并在伤口处引导穿刺针到异物处。沿穿刺针指向异物的方向切开皮肤及软组织。

⚠ 不要只因为有异物，就试图取出异物。还要考虑患者的意愿、症状和局部的解剖特点。

概要

→ 超声检查对于确认软组织内的异物很有用。
→ 超声检查可以确认腹部平片看不到的异物。
→ 超声可以帮助取出异物。
→ 超声检查不能取代病史和查体。

第 9 章

胸腔积液和腹水的引流

Michael Hyland, Justin Bowra

为什么做超声检查？

诊断

- 超声检查能够明确胸部 X 线检查容易漏诊的少量胸腔积液。
- 超声对腹水的诊断比临床对腹水的诊断更快速、更安全、更可靠，并且患者不需要暴露在射线中。

定位和引流

- 超声能够准确定位、安全引导穿刺抽吸液体。

小贴示和缺陷

✓ 同所有液体一样，胸腔积液和腹水也是暗的无回声（图 9.1），积液后方回声增强。

✓ 小肠内气体和正常肺组织对超声波主要产生散射，仅有少量反射波（图9.2）。因此，你若没有清晰地看到暗的液体回声带，则可以假设没有积液存在。

✓ 积液中如有小的颗粒样回声，则说明积液内有碎片存在。

✓ 如果在积液内看到线样高回声结构并将积液分成多个腔室，则这种积液就是多囊分隔性积液。

✓ 如果医生未考虑膈肌会随呼吸运动，就会增加胸腔穿刺术的风险。

✓ 同样，组织器官增大、凝血机能障碍也会增加穿刺抽液术的风险。

✓ 凝血机能障碍会增加任何一种穿刺术的风险。

✓ 实时超声引导下的穿刺抽液术比仅仅用超声定位而后盲穿更安全。

> ⚠ 如果你没有见到暗的液体回声带，则可假设没有积液。

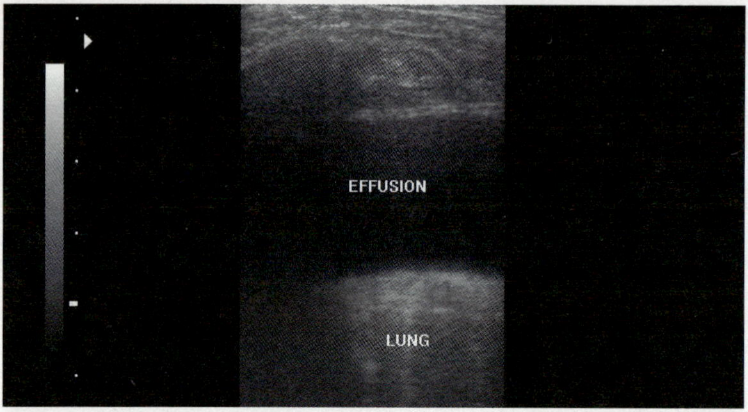

图 9.1　线阵探头肋间图像：胸腔积液伴后方回声增强。LUNG：肺；EFFUSION：积液。

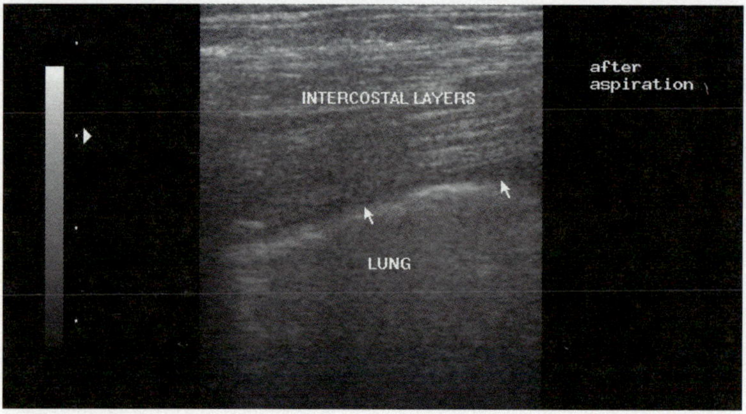

图 9.2　胸腔积液穿刺抽吸后，胸腔内残留极小量积液（箭头所示）。after aspiration：抽吸后；INTERCOSTAL LAYERS：肋间组织。

> ⚠ 胸腔穿刺抽液术：要考虑到膈肌会随呼吸运动。

> ⚠ 穿刺抽液术：要考虑组织器官是否增大和凝血机能是否有障碍。

胸腔积液

临床特点

- 常见的症状和体征：胸腔积液本身可无症状。临床上有意义的胸腔积液叩诊时变实，听诊时呼吸音减弱。
- 临床上的缺陷：临床上和 X 线胸片上与胸腔积液类似的疾病包括有肺叶不张、单侧膈肌抬高。对于这些疾病，超声检查能够很好地将其与胸腔积液鉴别开来。

术前患者准备

- 如果需要，将患者转移到抢救室。
- 连接各种监视器和氧气设备。

消毒有关器具

- 无菌巾、手套 、手术衣、敷料包裹、抗菌剂
- 探头鞘、耦合剂和穿刺针
- 局麻（如 1% 的利多卡因）针、5ml 的注射器
- 大的套管针联接器、手术刀（见下文第 8 步），或者大的穿刺针及抽液用具，这些用品根据实际条件而定
- 准备 3－通管、大注射器（50 ml 注射器，抽液用）、标本容器。

患者的体位

- 最简单的体位：患者双臂弯曲前倾坐位（图 9.3）
- 如果患者状态不好：采取半仰卧位。

显示胸腔积液图像

探头和仪器设置

1. 先用标准的凸阵探头，确定是否有胸腔积液以及胸腔积液与邻近组织的解剖关系。然后改用 5 ～ 7.5 MHz 的相控阵小探头，更准确地评估胸腔液体的深度。
2. 聚焦深度设定在 3 ～ 7cm。
3. 探查深度设定在 10 cm。

探头放置及标记

1. 如果患者采用坐位，则从背部椎旁肌肉开始扫查至腋后线（图 9.3）。如果患者采用仰卧位，则从腋中线开始向后扫查。
2. 探头放置于肋间，与肋骨平行，透过肋间肌进行扫查（图 9.4）。
3. 胸膜腔是由脏层胸膜和壁层胸膜构成（图9.1）。超声对于探查胸腔积液很敏感。在探查积液的过程中，探头的位置常需要根据胸腔积液的实际情况进行调节，以确定积液的范围及定位胸腔积液周围邻近组织结构的位置（如肝）和膈肌的运动。

基本图像

至少要获得并记录一个好的胸腔积液图像。

阳性和阴性图像

- 显示胸腔积液（图 9.1 和 9.5）
- 胸腔积液后背部肋间抽吸后，显示胸腔内少量积液（图 9.2）。

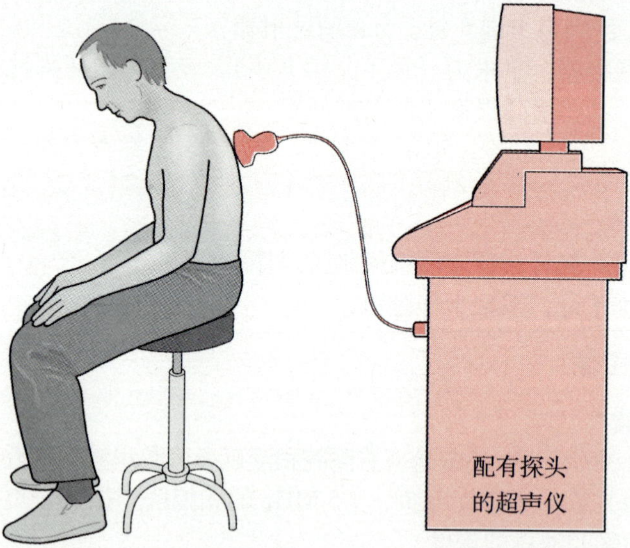

图 9.3　胸腔积液穿刺抽吸术探头放置位置：患者双臂弯曲前倾坐位。患者双臂放在枕头或小推车上有助于患者保持这种体位。

引流积液：胸腔积液穿刺抽吸术

1. 确定最佳穿刺点：最好是在膈肌上方，积液的底端。为了避免损伤肋间神经束，穿刺点应该选择在两肋间的下一肋骨的上方。
2. 为了降低膈肌和邻近组织器官损伤的风险，要考虑到膈肌会随呼吸运动。
3. 测量穿刺点处液体的深度（图9.5）。这一点特别重要，可以提醒术者进针的深度，以防穿刺针或导管插入太深。
4. 标记准备要穿刺的皮肤（可用针的塑料套加压，使皮肤产生压痕）。
5. 采用完全的无菌技术，消毒皮肤。
6. 进行局部麻醉。
7. 当麻醉起作用时，将探头放置在消毒好的探头鞘内，然后探查显示胸腔积液。
8. 用手术刀切开皮肤（这一步骤可以选择使用，可使穿刺针或插管更容易通过皮肤）。
9. 如上所述沿着探头的长轴，垂直于皮肤通过切口刺入带有塑料鞘的穿刺针。在超声图像上识别穿刺针（或穿刺针的彗星尾征，见第 7 章）。监视穿刺针进入胸腔积液的全过程。
10. 移去穿刺针的针芯，留塑料导管在原位。
11. 将3－通管接头与塑料导管连接，抽吸液体。送抽吸液标本到实验室检查。
12. 当没有更多的液体可抽出时，再次超声显示胸腔，估计胸腔内剩余的液体量。若仍然有液体，改变导管的位置，抽出剩余的积液。
13. 当确实抽不出液体时，在患者呼气时或咽鼓管捏鼻鼓气试验期间，拔除塑料导管，确保胸腔内为正压。在皮肤切口处放置敷料。
14. 许多专家建议，任何时候胸腔积液抽吸一次最多不得多于1～1.5 L，以避免因肺再次膨胀和因胸腔积液改变纵隔位置引起的并发症。

⚠

切记膈肌会随呼吸运动。

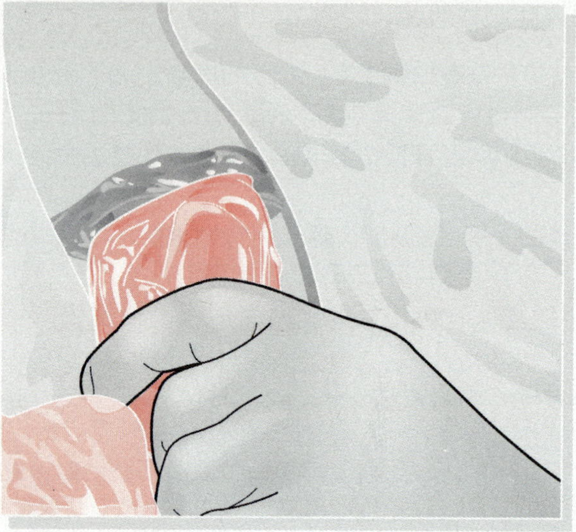

图 9.4　无菌消毒探头和手术视野：探头平行于肋骨放置。

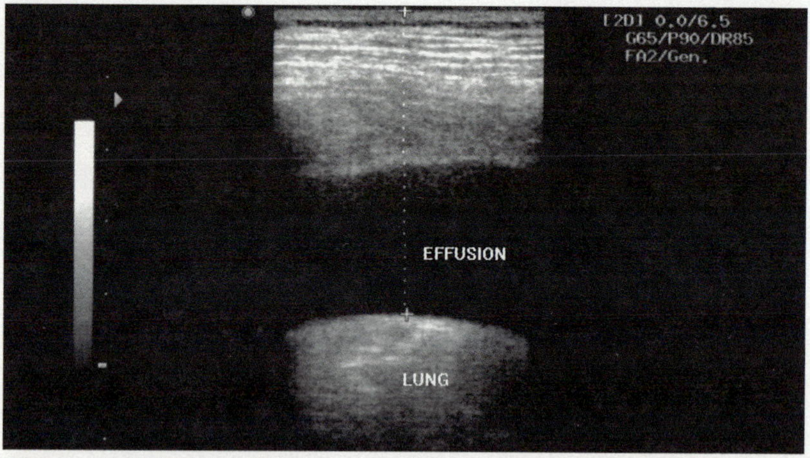

图 9.5　胸腔积液深度测量法（如图 9.1）。EFFUSION：积液；LUNG：肺。

腹水

临床特点

- 患者可有慢性肝病的体征和凝血机能障碍。

- 患者腹部膨胀，皮肤可拉紧。多数患者有移动性浊音
- 缺陷/忠告：患者的肝可能会增大或缩小。脾增大并有可能是巨脾。

> ⚠ 要考虑到患者有某些脏器增大和凝血机能障碍。

准备、抽液器具、探头和仪器设置

参见上述胸腔积液穿刺抽液。

需要提出的是，患者通常采取仰卧位。少量创伤性血性腹腔积液时，在肝肾隐窝内超声最容易看到，因此，右侧卧位可能更有帮助。

腹水图像

1. 扫查腹水的方法参见创伤时腹腔内游离积液的探查（第 4 章 FAST）。
2. 特别要注意，早期腹水最易于聚集在下列区域：
    - 肝肾隐窝和两膈下（图 9.6 至 9.8）
    - 膀胱或子宫后方的盆腔中（参见图 4.15）
3. 储存并打印带测量有腹水深度的图像。

基本图像

至少记录并打印一幅清晰的腹水图像。

阳性和阴性图像

- 腹水图像（图 9.6 和 9.7）
- 阴性扫查：肝肾隐窝内无积液（图 9.8）
- 不清晰的图像（图 9.9）。

抽吸腹水：穿刺术

腹水穿刺抽液的方法参见胸腔积液穿刺引流术，不同之处有：

- 全面探查积液，并在两个平面内测量积液的深度。确保不会将正常组织内的液体（如胆囊）误认为游离积液。
- 选择最佳穿刺点：穿刺点要在腹壁和液体之间无肠管处选择，并远离组织器官（图 9.10）。

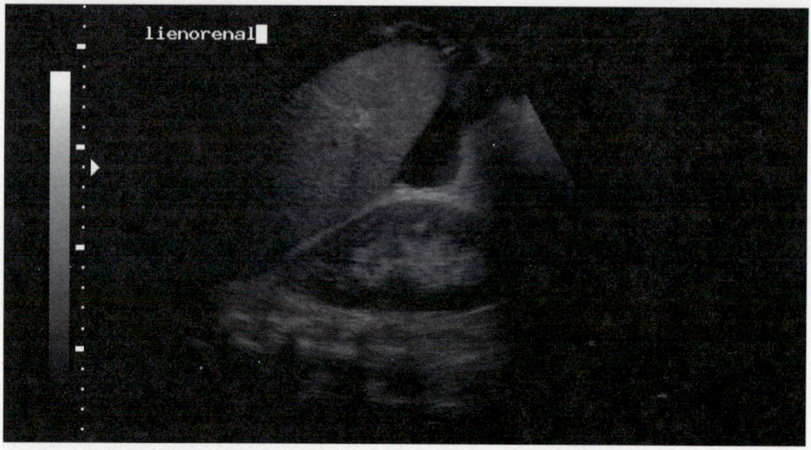

图 9.6 腹水：大量游离积液位于左膈下和脾肾间隙内。

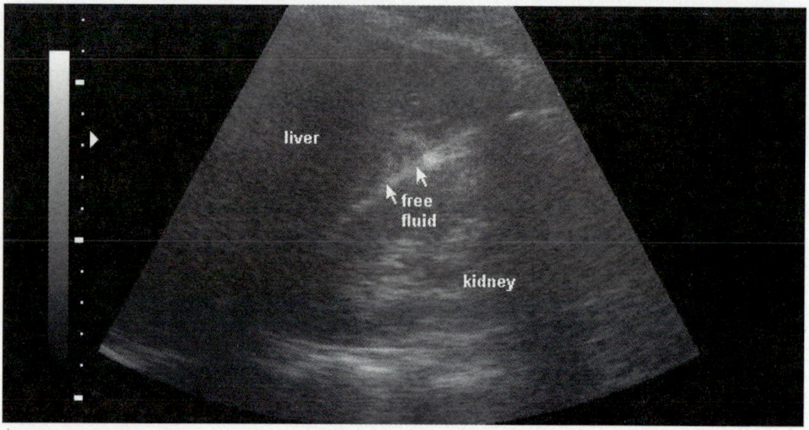

图 9.7 肝肾隐窝内有少量游离积液。liver：肝；free fluid：游离积液；kidney：肾。

- 传统上左侧髂窝被认为是最安全的盲穿位置，是将一枕头放在右臀下，使液体更多地聚集在左侧髂窝处。在这里，我们更提倡采用实时超声引导下的腹水穿刺抽吸。

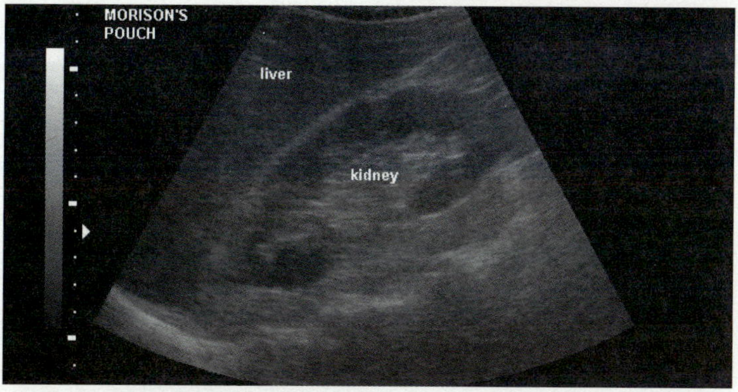

图 9.8 显示肝肾隐窝内无积液。liver：肝；kidney：肾。

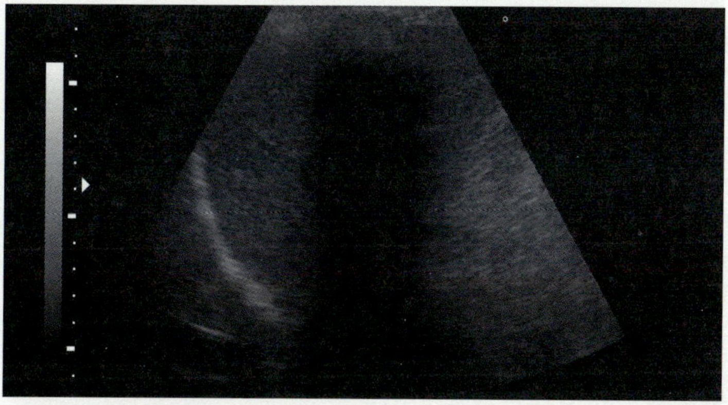

图 9.9 肝肾隐窝不清晰的图像。

积液引流：概要

超声能够提供的信息

- 有无游离积液？
- 是否可以进行穿刺抽液术？
- 适合做穿刺抽液术吗？如果有大量碎片，或者积液呈分格多囊样，则可能不适合于完全引流。

超声不能提供的信息

- 液体的性质是什么：例如，积液是血性、脓性，还是漏出液。

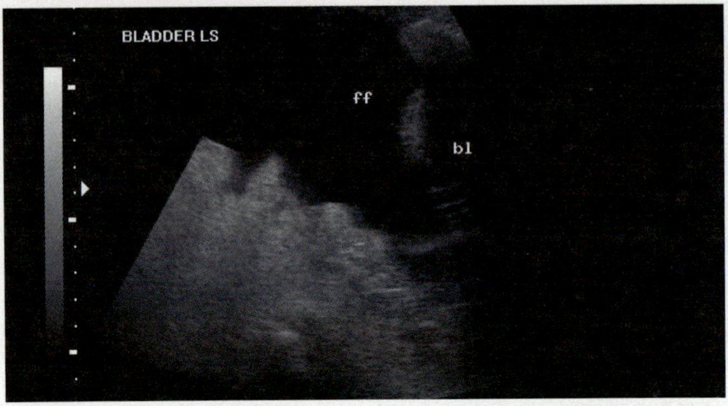

图 9.10　适于穿刺的位置。ff：游离积液：bl：膀胱。

积液引流的并发症

- 疼痛
- 气胸
- 感染
- 邻近组织器官的穿透损伤，如膈肌、肺、肠管
- 把正常结构误认为积液，如把膀胱误认为腹水
- 出血，可由血管或器官损伤引起。

> ⚠ 如果不能肯定有黑色液体无回声伴后方回声增强，就假定无积液存在。

第 10 章

休克和心脏骤停

Justin Bowra, George Rudan

为什么做超声检查?

诊断

休克被定义为整个机体不同程度的缺氧。引起休克的原因可以概括为：

- 心源性休克（如大面积心肌梗死）
- 低血容量性休克（如创伤引起的出血）
- 分布性休克（如脓毒血症、过敏性休克）
- 阻塞性休克（如严重的肺动脉梗塞、心包填塞）
- 中毒性休克（如氰化物中毒）。

在着手抢救和确立诊断的过程中，时间是至关重要的。超声检查可有助于快速识别下列原因引起的休克：

- 心包填塞引起的休克
- 腹主动脉瘤破裂引起的休克
- 严重的肺梗塞引起的休克
- 低血容量性休克
- 心源性休克。

在心脏骤停中，超声检查可以快速鉴别下列疾病：

- 心包填塞
- 低血容量
- 心跳停止。

介入

- 在心包填塞时，超声可以用来引导紧急的心包穿刺引流术。
- 超声引导的中心静脉通路（central vein annual，CVC）插管：

可用来监测中心静脉压（central vein pressure，CVP）和建立液体与压力通道。

- 超声引导的胸腔积液引流术（如在大量血性胸腔积液）可降低置管位置不正确的风险。

休克和心脏骤停患者：超声检查

准备

- 将患者转移到抢救室。
- 连接各种监测器与氧气，实施 ABCs 程序。
- 得到帮助：做超声检查的医生不应该同时参加复苏抢救。
- 心脏停搏患者：按照当地实际条件，组建抢救小组、制订治疗方案。
- 如果检测器显示为无脉搏性室速或室颤（VT/VF），按照室速、室颤治疗原则，进行心脏除颤术。
- 如果监视器显示无电脉冲活动或无收缩，在心肺复苏（cardiopulmonary resuscitation, CPR）期间，进行超声检查，检查脉搏。（注意：在进行 CPR 期间，可以行剑下心脏扫查）。
- 如果需要行超声引导下介入穿刺术，如心包填塞的心包穿刺引流术，能够使用消毒穿刺用具是最理想的。但如果情况紧急，容不得等待，就要权衡利弊关系，是立即穿刺，还是消毒后再穿刺。多数急诊室都应该备有备用的消毒穿刺包，如备用的心包穿刺包。

> ⚠ 急诊室的所有检查（包括超声检查）都不能耽误对休克或心脏骤停患者的抢救复苏治疗。

患者的体位

- 由临床特点而定（如心脏停搏患者）
- 仰卧位是最常采用的体位
- 扫查心脏时：理想的体位是左侧卧位，这会使心脏向胸骨的左侧移动，减小胸骨声影带来的超声盲区，使心脏距探头更近（图

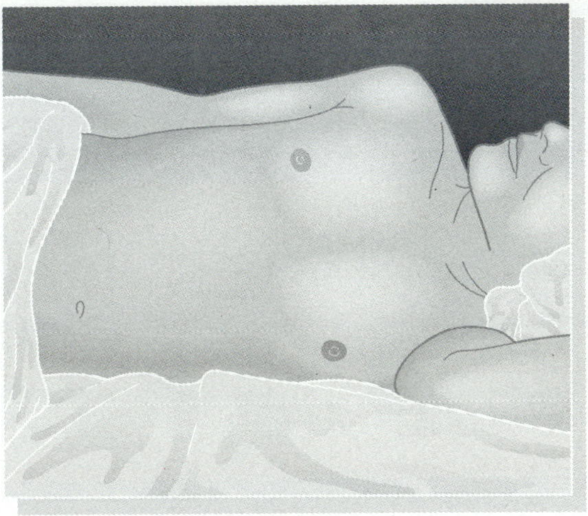

图 10.1 左侧卧位的患者。

10.1）。此外，也可采用仰卧位或半卧位进行心脏检查。

探头和仪器设置

- 需要强调的是，我们下面描述的急诊超声心动图检查不能取代正规的超声心动图检查。急诊科超声检查医生未接受正规超声心动图的培训且没有专用的设备，在这种情况下要想获得高质量的心脏图像是不可能的。此外，急诊科超声医生在解释由普通标准急诊超声设备做出的急诊超声心动图时也要谨慎（图 10.2）。
- 要牢记，大多数有标准的凸阵低频探头的急诊超声仪器都具备足以显示能够回答我们提出的关于心脏和心包的一些基本问题的图像，特别是与心脏停搏和心包填塞相关的图像。
- 有些急诊超声仪器有多普勒及 M 型功能，并备有小凸阵探头（小的接触面积可以减少因肋骨造成的伪像）。所有这些都有利于经胸探查心脏和心包。
- 更多的技巧，见下面的小贴示和缺陷。
- 经食管的超声心动图检查不在本书的范畴内。
- 经腹扫查心脏，采用标准的低频凸阵探头。聚焦和深度的设定要视患者的体型和扫查区域而定。

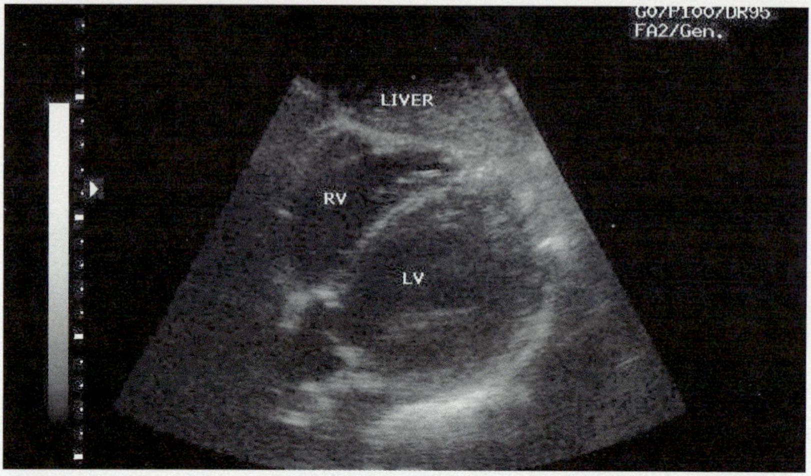

图 10.2　正常心脏：此为标准的急诊超声图像，清晰度比正规超声心动图稍差。LIVER：肝；RV：右室；LV：左室。

探头放置及标记

1. 心脏扫查：心脏扫查有许多探头放置的位置。但是，对于急诊心脏超声检查来说，只有三个特别有用的位置（参见第 4 章 FAST）。
   - 左侧胸骨旁长轴（以下简称胸骨旁）（图 10.3）
   - 剑下（也叫肋下）（图 10.4）
   - 心尖：探头放于心尖搏动处，探头成角指向右肩（图 10.5）。

当使用某一个位置不足以全面显示心包积液或心脏停搏时，要结合其他位置以全面显示心脏（如检查左室的运动时）。从胸骨旁向下向外滑动探头并到达心尖处，有助于全面观察心脏。

超声心动图评估常规采用多个其他声窗，包括右侧胸骨旁和胸骨上窝。但是，这些不属于本书讨论的范畴。

急诊心脏超声检查特别需要注意下列情况：

- 心包积液：最常见的表现是心脏周围有暗的带样结构（图 4.4 和 10.6）。但这种带样结构的回声特性由积液的性质决定，例如：凝固血液的密度与软组织回声的密度类似。
- 如第 4 章描述的那样，在真正的心包填塞中，填塞对右室的

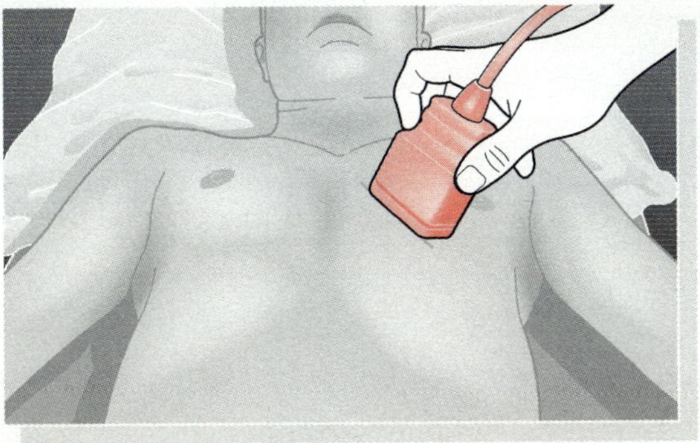

A

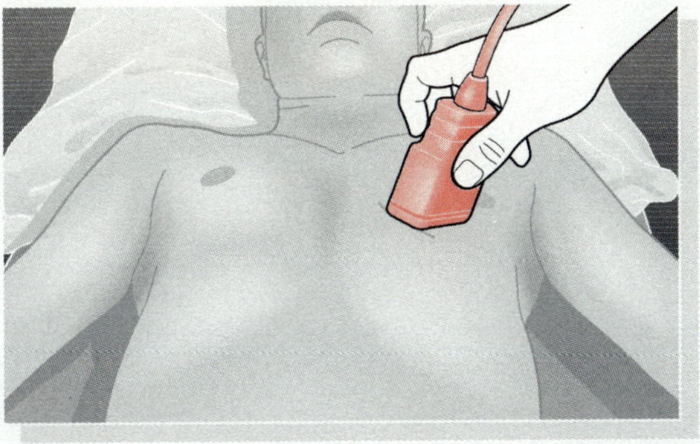

B

图 10.3 探头纵向置于左侧胸骨旁。(A) 长轴的方向。(B) 短轴的方向。

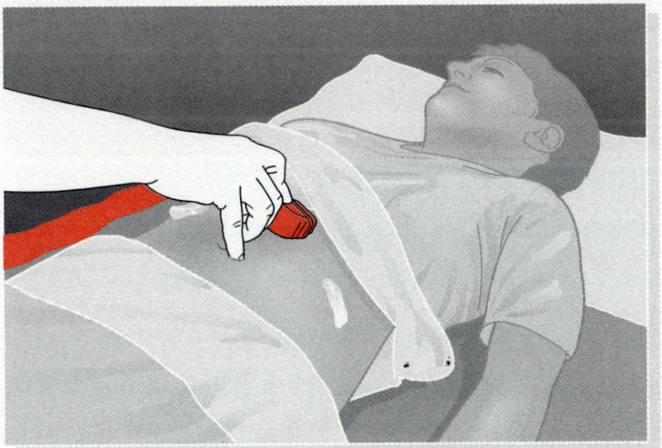

图 10.4 探头置于剑下，与腹壁成锐角，显示心脏和心包。

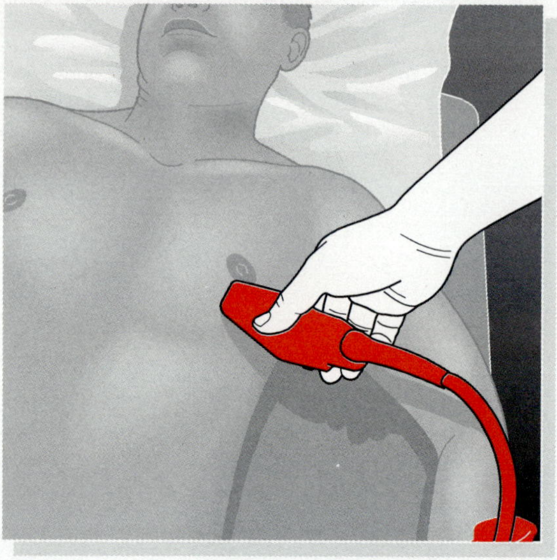

图 10.5　探头置于心尖处，朝向右肩并成角。

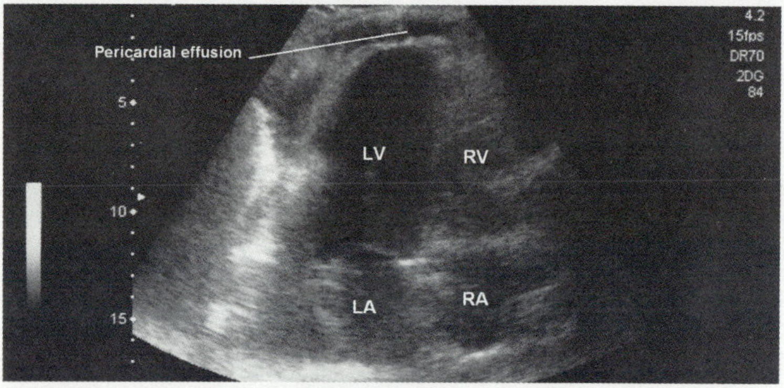

图 10.6　心尖四腔图，显示有心包积液。标准的急诊超声图。Pericardial effusion：心包积液；LV：左室；RV：右室；LA：左房；RA：右房。

压力损坏了舒张期右室的充盈，并最终导致右室塌陷（图10.7）。但是这种情况让非专业超声心动图医生做出诊断很难，并且胸腔积液或前方的心包脂肪垫可能会造成心包积液的假阳性结果。

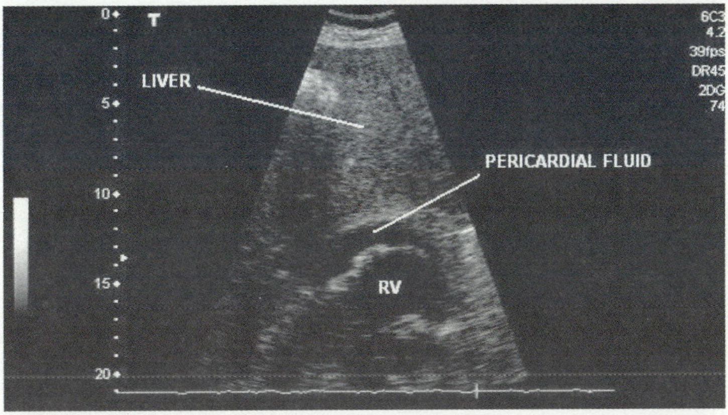

A

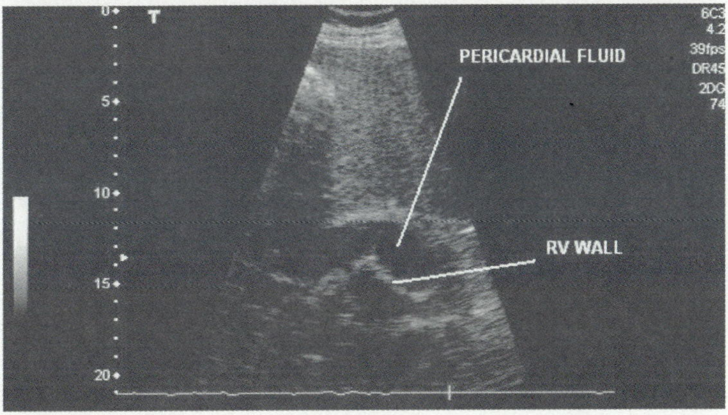

B

图 10.7　以肝做声窗，剑下探查显示心包填塞。(A) 收缩期；RV= 右室。(B) 舒张期，同一个患者：右室塌陷。

- 假阴性可能发生在局限性包裹性心包积液，超声检查很容易漏诊。
- 因此，要全面、仔细、尽可能多切面地扫查心脏，以杜绝假阳性和假阴性（见下文）。
- 若超声检查显示有心包积液，要查明积液是否完全在心脏周围，若时间允许，则安排紧急床边超声心动图检查，并准备行心包穿刺抽液术。
- 心跳停止：无电脉冲活动 / 无心肌收缩的患者预后极差。
- 高动力性心脏：在无心律失常或急性瓣膜病（特别是急

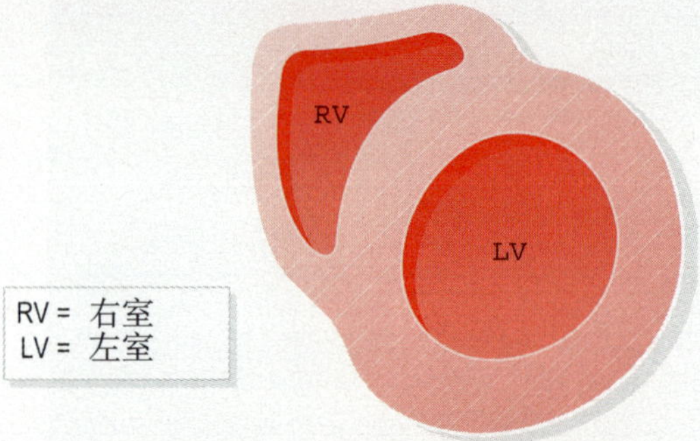

图 10.8 横断面显示左、右室壁相对厚度。

性二尖瓣反流）的情况下，若心脏收缩有力，心源性休克的可能性不大。评估患者是由低血容量还是高心排血量性疾病引起的，例如，贫血和甲亢。

- 左室低动力：这对非心脏病专家很难。胸骨旁切面，左室位于右室的后面，由于左室壁比右室壁厚得多，左室比右室收缩力强，在正常超声心动图上左室为凸形，并向前推挤壁相对较薄的右室（图10.8）。正常情况下，左室呈对称性收缩。如果左室呈**非**对称性收缩，要想到有心肌梗死 的可能（心源性休克）。
- 如果**整个**左室扩大、心肌收缩无力，应考虑心源性休克是由低动力性心脏病引起，例如，病毒性、特发性或酒精性心肌病，或者严重的脓毒血症。
- 右室：位于左室的前面，在超声图像上表现为小而不规则的形状。同左室一样，右室在收缩期收缩，舒张期充盈。虽然右室的形态会由于疾病（如严重的肺栓塞）而改变，但是，这种改变即使是经验丰富的超声心动图医生也认为右室的状况很难评估。这是因为右室形状不规则，且大部分位于胸骨的后方。下腔静脉的检查较容易（见下文）。

> ⚠ 避免对心脏的功能和表现做过多的粗略描述。避免对不清晰图像或图像质量较差做过多的解释，那样是很危险的。正规的评价是综合性的，需要有计算、设备和经验，这些急诊科超声检查者很难拥有。

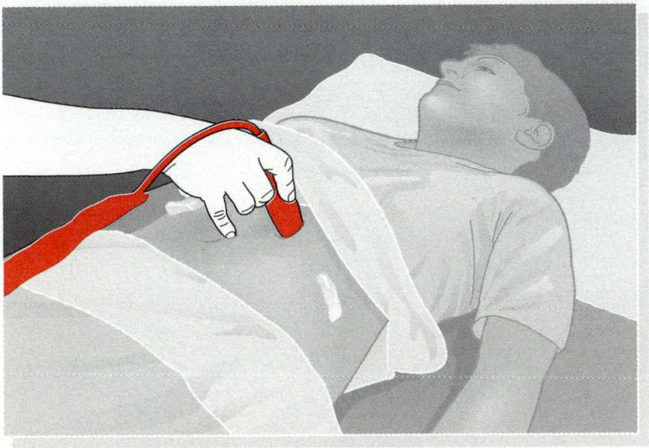

图 10.9 探查腹主动脉和下腔静脉时探头的起始位置。注意心包剑下扫查使用的角度不同。

2．腹主动脉和下腔静脉：如对腹主动脉瘤进行扫查（第3章），是将探头放在剑下，成角度地指向正后方（图 3.3 和 10.9）。腹主动脉与下腔静脉之间的确认标记和区别见第 3 章。下述内容尤其需注意：
- 腹主动脉瘤：如前面提到的，腹主动脉瘤伴有休克的患者很可能有腹主动脉瘤的破裂或腹主动脉瘤渗漏存在。
- 下腔静脉扩张和可压缩性：正常下腔静脉的内径会随吸气塌陷。下腔静脉的横断面积比正常腹主动脉的横断面积大。若下腔静脉扩张且不随呼吸变化，不易被探头直接加压压扁，则强烈提示这位休克患者有远端梗阻（图10.10和10.11）。潜在的原因包括有严重的脉栓塞、张力性气胸和心包填塞。但是，我们也要特别注意，还有许多其他别的原因同样可以引起腔静脉压增高，如肺动脉高压。
- 相反如果下腔静脉显示充盈不良，则高度提示低血容量是患者休克的原因。

3．胸腔或腹腔游离积液：扫查方法参见FAST（第4章）。通常患者的临床表现会警示医生：患者是否有躯干损伤。但无损伤的胸腔积液或腹水可能伴有休克症状（如积脓和自发性细菌性腹膜炎）。大量胸腔积液本身就可能损伤心肺功能，如有大量腹

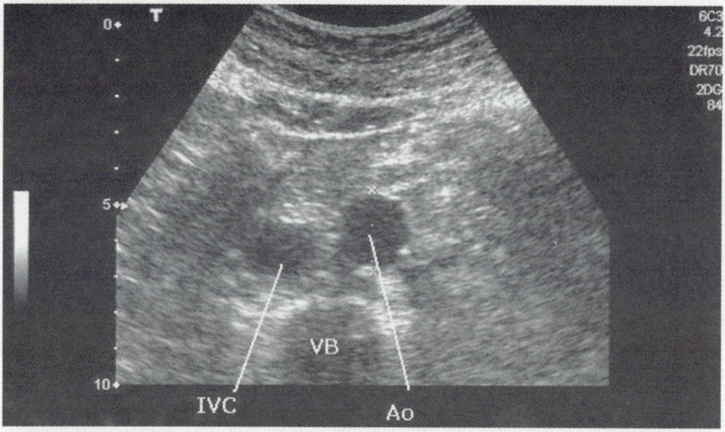

A

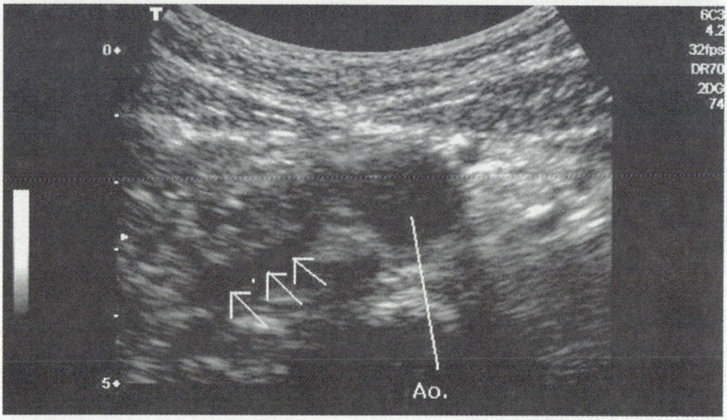

B

图 10.10　剑下探查：（A）未加压；（B）探头轻微加压后下腔静脉被压扁。IVC：下腔静脉；AO：腹主动脉；VB：椎体。

水，则会影响腹式呼吸（虽然警觉的医生不需超声检查就会怀疑后者）。

阳性和阴性图像

- 剑下长轴切面，正常心脏（图 10.12）
- 心尖四腔切面，心包积液（图 10.6）
- 心包填塞（图 10.7）
- 不清晰的心脏图像（图 10.13）
- 有可压缩性的下腔静脉（图 10.10）

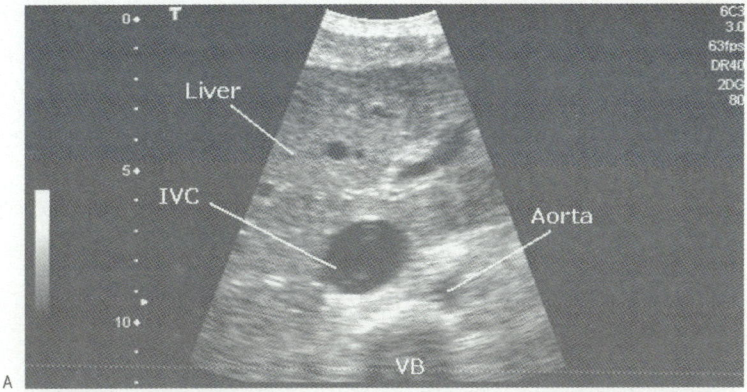

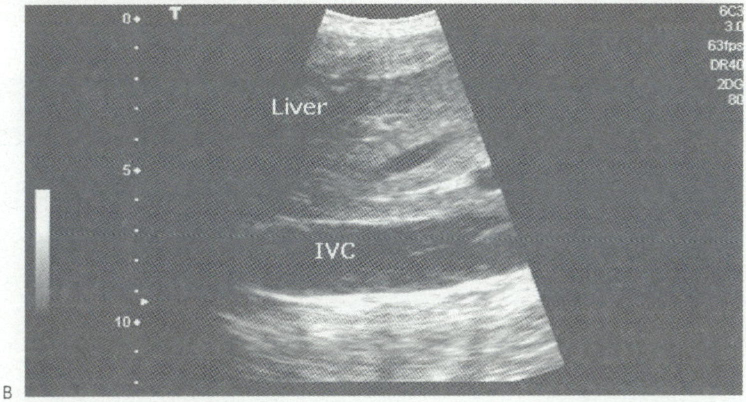

图 10.11　以肝做声窗显示心包填塞患者的扩张的无压缩性的下腔静脉。(A) 横断面。(B) 纵断面。VB：椎体；Liver：肝；IVC：下腔静脉；Aorta：主动脉。

- 扩张的、无可压缩性的下腔静脉（图 10.11）
- 腹主动脉和下腔静脉的不清晰图像（图 10.14）。

小贴示和缺陷

✓ 意识到自己的局限性：你不是一位心脏病学家！避免试图用急诊心脏超声检查来评价较为细微和较为复杂的心脏病变（如瓣膜疾病），除非你接受过正规超声心动图检查培训（包括 M 型）。

✓ 同样你也要意识到，超声心动图的质量在很大程度上依赖于超声仪器的质量。对用普通超声仪器做出的不清晰图像做过多的解释

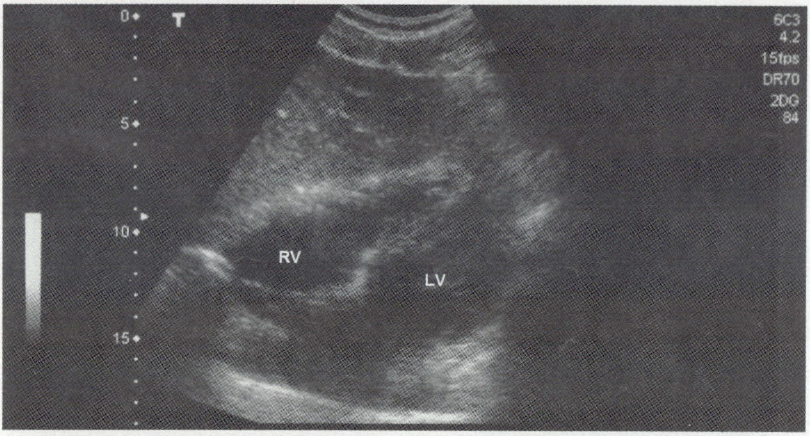

图 10.12　剑下长轴显示的正常心脏。RV：右室；LV：左室。

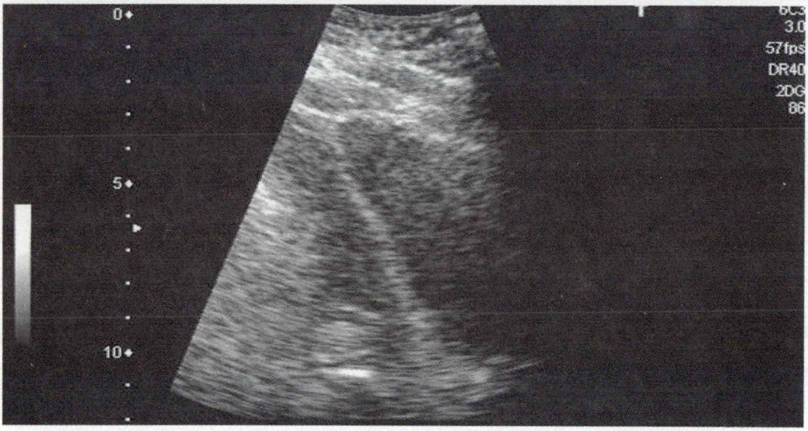

图 10.13　正常心脏和心包的不清晰图像。

是非常危险的。

- ✓ 下列方法有助于改善超声心动图的质量：
  - ✓ 若你的仪器有心脏检查设置，请选用该设置
  - ✓ 降低增益（见第 2 章）、增加对比度——这将会提高图像的清晰度
  - ✓ 若可能，改变探头频率可能有助于减少心脏运动引起的伪像
  - ✓ 对吸氧的患者，暂时关掉正性呼气末压有利于改善超声心动图的清晰度
- ✓ 接受过腹部创伤急诊超声检查培训的急诊科超声医生多喜欢用心

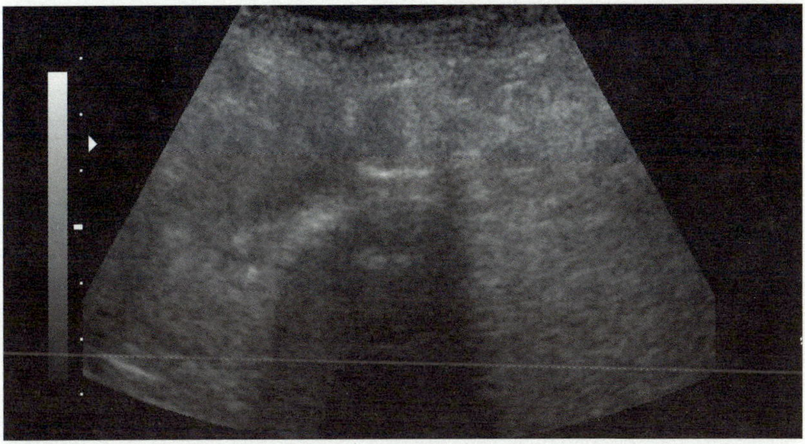

图 10.14　腹主动脉和下腔静脉的不清晰图像。圆的钙化结构可能代表腹主动脉。伴有声影的较后面的结构可能是椎体。

脏的剑下切面探查，上述探查心脏的三个窗口当中的任何一个都**可能**足以回答有无心包积液或心脏停搏。

✓ 但是并非单一声窗在所有的患者都会产生清晰的图像。例如，在肥胖的患者，剑下图像质量差，肺气肿患者胸骨旁图像质量差。因此，明智的作法应根据患者不同情况选择不同的声窗，以获得最佳图像。

✓ 想要正确地评价心脏的状况（如评价左室的运动），需要结合多个心脏切面图像。

✓ 在剑下利用肝做声窗可以改善图像质量。因此，可考虑滑动探头到右侧剑突下，探头的方向成角度指向左肩。

✓ 评价右室很困难，即使对心脏病学家也是如此。下腔静脉的评价较容易。

✓ 如果你对自己的判断有疑问，那么根据临床继续治疗情况，考虑做其他更易明确诊断的检查。例如紧急床边超声心动图。

超声心动图常用术语

有时，你不得不给心脏病学家描述你的超声所见（如需要进行正规的超声心动图检查以确认异常表现时）。因此，了解超声心动图检查的常用术语是非常有用的。

用于超声心动图的超声检查类型

- B 型：此型在紧急超声检查中用于形成二维扫查切面（参见第 2 章）。
- M 型：也称运动型，是声波沿一条单线进行扫查，用来显示组织器官的运动（如瓣膜或室壁的运动），图像是按照时间顺序、以曲线的形式显示在屏幕上。此型不在本书讨论的范畴。
- 多普勒扫查：是以彩色的形式显示液体的流动（如血液）。它可用于帮助鉴别血管与其他充满液体的结构。

心脏的轴

利用上面描述过的切面，超声心动图检查者需要显示并描述以下这些切面心脏的特点（图10.15）：

1. 长轴切面：探头放置于胸骨旁，与心脏的长轴平行（探头的标记指向患者的右肩），该切面能同时显示左室和右室流出道（图 10.3A）。
2. 短轴切面：探头垂直于长轴切面（在胸骨旁，探头标记指向左肩）（图10.3B）。沿着长轴、前后摆动滑动探头（保持原朝向），可得到一系列左室和右室的横断切面图，可用来评价室壁的相对厚度和收缩性（图 10.16）。
3. 四腔切面：探头放置于心尖处，获得心脏长轴切面，可同时显示四个心腔（图 10.6），此切面也可从剑下获得。

值得一提的是，这些切面相对于人体而言，既不是纵断面也不是横断面。同心脏本身一样，这些切面与人体斜向成角。很显然，这与急诊超声其他成像所描述的纵断面和横断面是不一样的。

下一步该怎么做？

- 在无电脉冲活动或无心肌收缩的心脏停搏：预后极差，考虑继续心肺复苏（CPR）。
- 当有心包积液、心包填塞的临床表现时：尽可能立即进行床边紧急超声心动图检查，准备心包穿刺术。
- 小的高动力性心脏：疑有低血容量。继续扩容复苏并评价效果。
- 左室低动力：要想到左室心肌梗死或其他导致低动力的原因，如

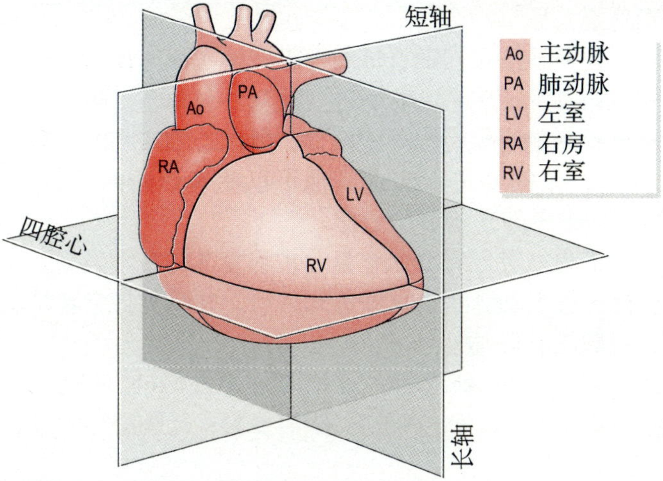

图 10.15　超声心动图的轴。

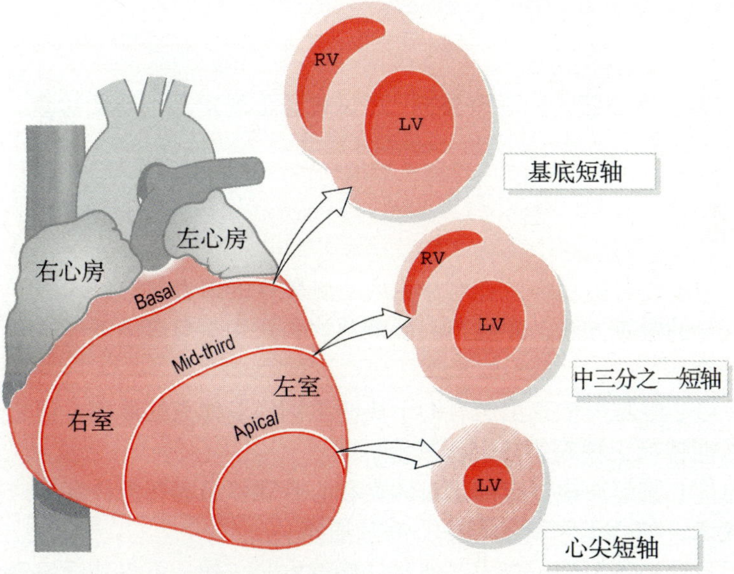

图 10.16　心脏短轴系列图。

严重的脓毒血症。

- 下腔静脉扩张且不易压扁：疑有远段梗阻。再次快速评估引起下腔静脉扩张的可逆的原因，如张力性气胸和心包填塞。超声检查只能怀疑有肺栓塞的可能，但不能确诊，所以若临床高度怀疑有严重的肺栓塞，则需要进一步做其他可以明确诊断的检查(如CT)，或根据临床表现开始溶栓治疗。
- 下腔静脉充盈不良：考虑有低血容量，扩容复苏并观察效果。
- 不稳定患者伴有腹主动脉瘤：立即通知外科，并马上将患者转送到手术室，行腹主动脉瘤修补术。
- 大量胸腔积液引起的心肺损害：无论是创伤性的(血性胸腔积液)，还是非创伤性的(如恶性肿瘤)，都需要紧急行胸腔穿刺置管引流术。
- 不稳定的创伤性患者伴腹腔游离积液：立即转送到手术室行剖腹探查术。
- 图像显示不清：转送（如做急诊超声心动图检查）并根据临床表现继续抢救复苏和治疗。

⚠ 如果对心脏的表现有疑问，建议转送正规超声心动图检查。

概要

→ 床边急诊心脏超声检查对休克或心脏骤停的患者是一种快速、安全的检查方法，并且不会影响急诊科医生对患者的复苏抢救治疗。

→ 急诊心脏超声检查虽然有助于快速鉴别许多休克的原因，但它不能替代正规超声心动图检查。

→ 急诊心脏超声检查有助于对休克和心脏骤停患者行急诊穿刺介入术，如心包穿刺术和中心静脉通路。

→ 但急诊心脏超声检查同其他急诊检查方法一样，不得延误患者的抢救复苏治疗。

→ 若有疑问，在根据临床表现继续治疗的情况下，考虑其他更易明确诊断的方法，如急诊床旁超声心动图检查。

第 11 章

肾的通路

Justin Bowra, Stella McGinn

引言

输尿管绞痛、急性肾衰和尿潴留是急诊科的常见病。及时诊断输尿管结石和急性肾衰引起的肾积水有着非常重要的价值，有助于临床医生快速改变治疗方案（如对肾盂积脓伴肾功能不全做出紧急减压的处理方案）。肾和膀胱的超声扫查相对简单易学，特别是对接受过创伤急诊腹部超声检查的医生。

为什么做超声检查？

- 床旁超声检查快速、安全，并且不需要使用对肾有毒副作用的造影剂。
- 超声检查对肾积水的诊断非常敏感。
- 超声检查可以快速判断急性肾衰患者是否需要紧急介入治疗（如肾造瘘术）。
- 超声检查可以明确患者是否有尿潴留。
- 超声检查可以安全、准确地引导耻骨联合上膀胱造瘘术（SPC）的位置。

解剖

正常成年人的肾的测量值大约为 10 ~ 12 cm × 5 cm × 3 cm。肾位于膈下，斜行于腹膜后，大约平 T12 ~ L2 椎体。右侧肾受上方肝位置的影响，通常比左侧肾位置偏下（图 11.1）。深吸气时，两侧肾都下降约 2 cm。

肾包埋于一囊内（超声显示为高回声影），囊周是低回声性的肾周脂肪，肾周脂肪又被筋膜所包围。肾可分成肾皮质和肾髓质（呈低回声性），后者包围着可发生回波的肾窦。肾窦由肾盂肾盏系统、肾血管和脂肪构成（图 11.2 和 11.3）。肾盏汇集形成肾盂，肾盂呈漏斗

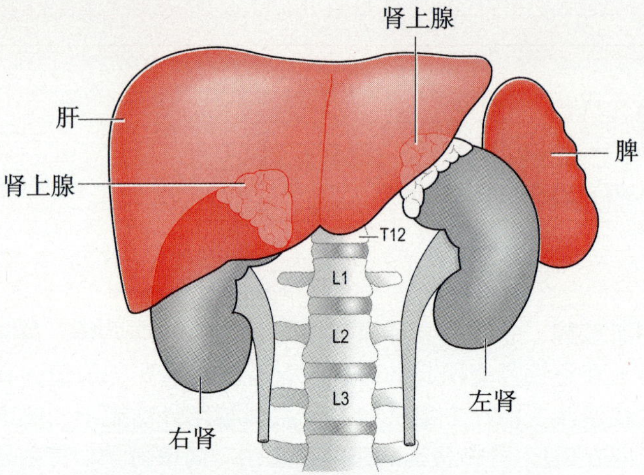

图 11.1　前面观，肾的解剖毗邻关系。

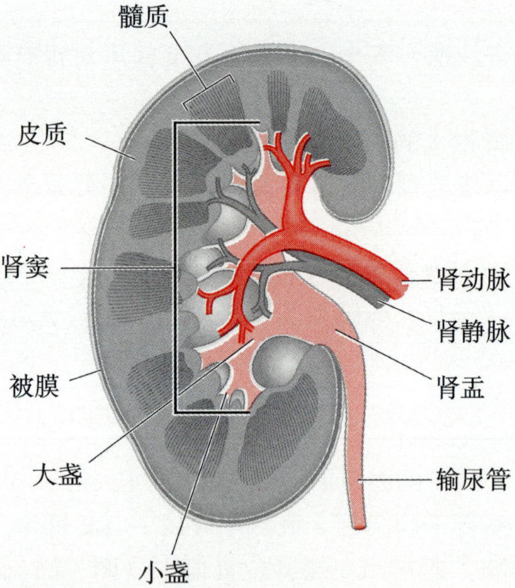

图 11.2　肾的结构。

状（是输尿管的起源），向下形成输尿管。

膀胱位于盆腔。当膀胱充盈时，它在耻骨联合后方扩张并向下腹部突入。充盈的膀胱呈无回声像，与周围界限清晰，其后方回声增强。

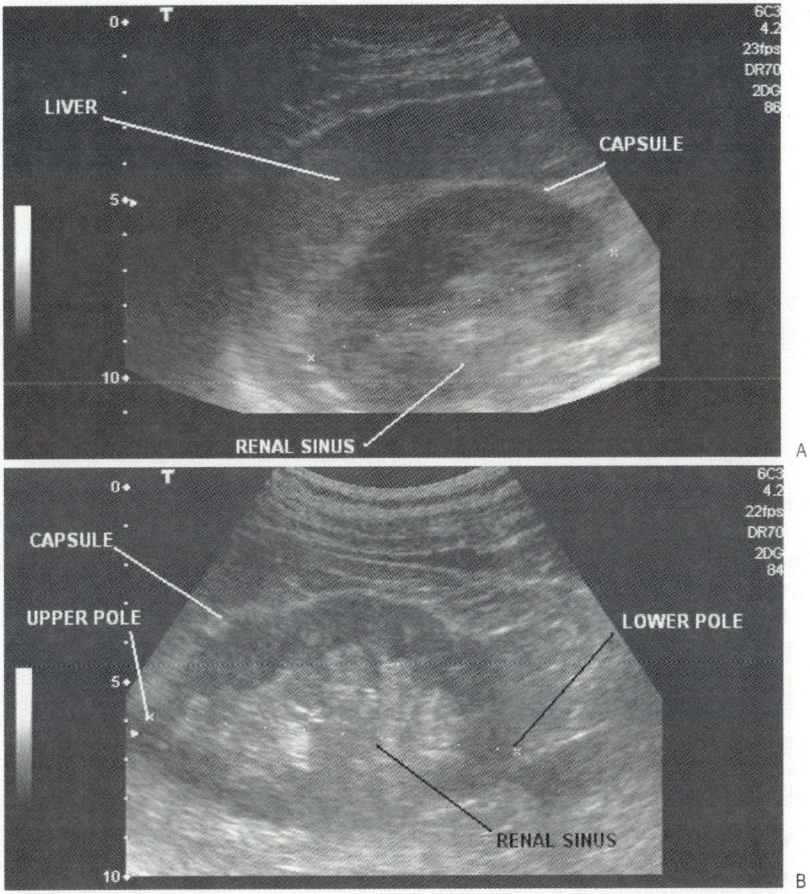

图 11.3　肾纵断面图像：显示等回声性肾被膜、低回声性肾皮质和肾髓质以及高回声性肾窦。显示测量两极的正确方法。（A）正常右肾。（B）正常左肾。LIVER：肝；CAPSULE：被膜；RENAL SINUS：肾窦；UPPER POLE：上极；LOWER POLE：下极。

超声能够提供的信息

是否有尿潴留？

前列腺增生伴急性尿潴留在老年男性非常常见，临床上诊断并不困难。然而，对某些患者来说，临床诊断较为困难，如对过度肥胖者。此时，利用超声可以快速明确膀胱是否充盈。值得提出的还有，膀胱过度充盈会类似肾积水，即可导致肾积水**假阳性**诊断。

是否有肾积水？

肾积水可定义为由于尿路梗阻导致的肾盂和肾盏的扩张。肾积水的诊断依据是肾盂前后径增宽。诊断为肾积水的肾盂前后径增宽阈值各不相同，分别为 10 mm、17 mm 和 20 mm。另外，肾盂前后径还会随年龄的增加和怀孕而变化。因此，大多数放射学家不喜欢设定绝对阈值，而是将多种表现综合起来，来诊断肾积水(如单侧肾增大伴肾盂、肾盏扩张)。

注意**肾盏扩张**也是上述概念的一个重要组成部分，因为肾盏正常情况下的肾盂扩张可见于有肾外肾盂的患者的正常变异。

肾积水常由尿路梗阻引起，可以是急性的，也可以是慢性的。急诊科医生最关注的是以下情形下的急性肾积水：

- 患者有肾绞痛，临床上怀疑有肾结石
- 急性肾衰患者：需排除肾后性原因（如单个肾伴尿路梗阻性病变)。

肾的大小是多少？

在肾衰时，超声检查所显示的肾的大小和形态有助于明确诊断。例如，增大的多囊样提示为家族性多囊肾。双侧肾萎缩、多瘢痕提示为慢性肾病，如长期存在的肾小球肾炎。两个肾大小明显不同提示有肾血管病变或反流性肾病。

能否看到肾或输尿管结石？

肾结石的超声表现是强回声影，伴后方声影。肾盂结石（如鹿角结石）可能是引起患者症状的原因。

哪儿可以安全地放置 SPC 管？

如下面将要讨论的，超声可以确保 SPC 管放置到恰当的位置。

超声检查不能提供的信息

- 超声检查不能完全**除外**输尿管结石。因为超声检查不能显示输尿管向膀胱走行的全过程。因此，很难除外输尿管结石。
- 超声检查不能明确肾功能。但是，当超声检查发现肾萎缩及肾瘢痕时，则提示有慢性肾衰。

技术和图像

患者的体位、探头和仪器设置

这些与 FAST（第 4 章）一样，患者采取仰卧位，也可采用俯卧位（见下文）。

探头放置及标记

1. 右肾：开始探头放置于右侧腋中线，在两肋间与肋骨平行。利用肝做声窗探查右肾。此断面显示右肾、肝和高回声性膈肌（图 4.6 和 4.7）。根据肾的斜位走向，调整探头角度，直到获得一清晰的肾长轴断面。若肋骨声影影响肾显示，则令患者深吸气，以使图像显示清晰。调节深度、聚焦和增益，直到肾充分显示在屏幕上。
2. 从两极测量肾的长度（图11.3），然后旋转探头，以获得一横断切面或短轴切面图像，然后测量其厚度（图11.4）。在两个轴线上，调整探头的角度来回扫查，使尽可能多的超声束通过肾。
3. 左肾：由于脾做声窗没有肝做声窗的效果好，并且左肾位置较高，左肾影像比右肾影像更难获得。探头置于左侧，与探查肝肾隐窝类似，但位置更高（9～11肋）、更靠后，大约在腋后线处（图4.9）。同样让患者深吸气有利于图像显示。移动并改变探头的角度，直到获得更清晰的左肾图像。调节深度、聚焦和增益，以进一步改善图像质量。
4. 另一种扫查左肾的方法是让患者右侧卧位，沿着左侧肋脊角进行扫查（图 11.5）。
5. 还有一种方法是将探头分别置于左、右侧季肋部，探头的方向指向正后方。这种方法会因肠气干扰受限。
6. 肾盂积水表现为与输尿管连接的肾盂、肾盏系统呈暗的无回声像（图11.6）。轻微的肾积水可能难以辨认，但在正常高回声性的肾窦影内出现了暗的无回声区，应该怀疑有肾盂积水的可能（图11.7）。
7. 测量肾盂的前后径并与对侧的进行比较。若一侧肾盂的前后径比对侧的大 10 mm，则该侧肾可能肾积水（图 11.8）。（注意：有时肾积水是双侧的。）

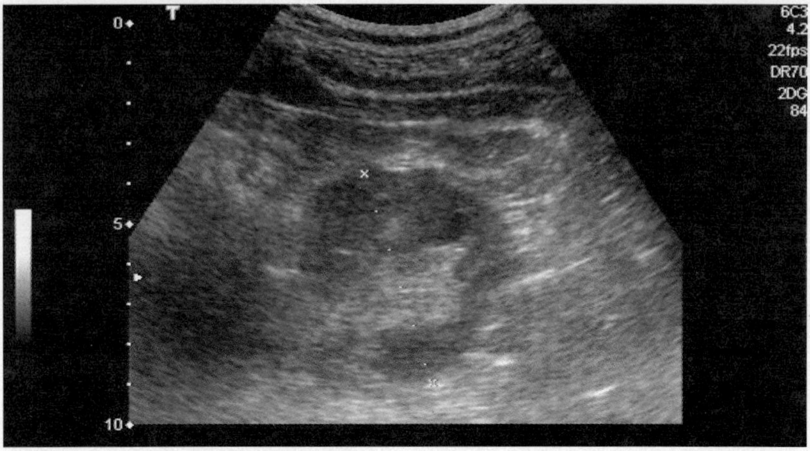

图 11.4 右肾的横断面及测量。

8. 如果除了肾盂扩张以外，肾盏也同时扩张（图 11.6 至 11.8），那么，肾积水的诊断成立。
9. 如果肾积水伴有肾皮质变薄，则提示为慢性肾积水。
10. 多囊的肾的超声图像有时与肾积水的图像类似，两者都有无回声，但多囊肾的多囊位于肾皮质而不是集合系统，且不与肾盂相连（图11.9）。肾囊肿既可以是良性的，也可以是恶性的。多囊的肾见于多囊肾，也可见于与年龄相关的多发性肾囊肿（图11.10）。
11. 超声显示的结石表现为强回声像，并伴有后方声影。
12. 膀胱：扫查方法参见 FAST（第 4 章），探头向盆腔内成角探查。

耻骨联合上膀胱置管引流术

耻骨联合上膀胱置管引流术适用于经尿道置管引流术有困难或有禁忌证的尿潴留患者。耻骨联合上膀胱置管引流术可以在实时超声引导下进行（描述见下文），也可以先用超声定位，然后再行盲穿，插入导管。

1. 征得患者同意，根据当地的条件，选择置管引流术的导管（SPC 管）、局部麻醉剂、消毒穿刺用具和超声探头鞘。
2. 先用超声按照前述方法探查充盈的膀胱，然后在耻骨联合上方中线处选择最佳置管引流术的位置，膀胱与腹壁之间应无任何其他组织结构。标记理想的穿刺点，采用无菌术消毒皮肤。

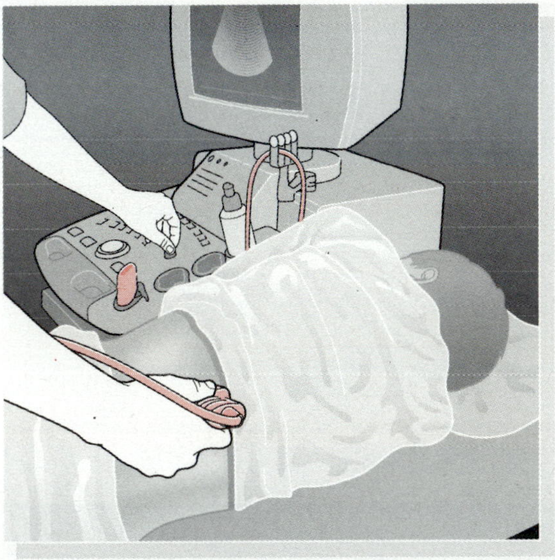

图 11.5　患者右侧卧位，显示探头扫查左肾的位置。

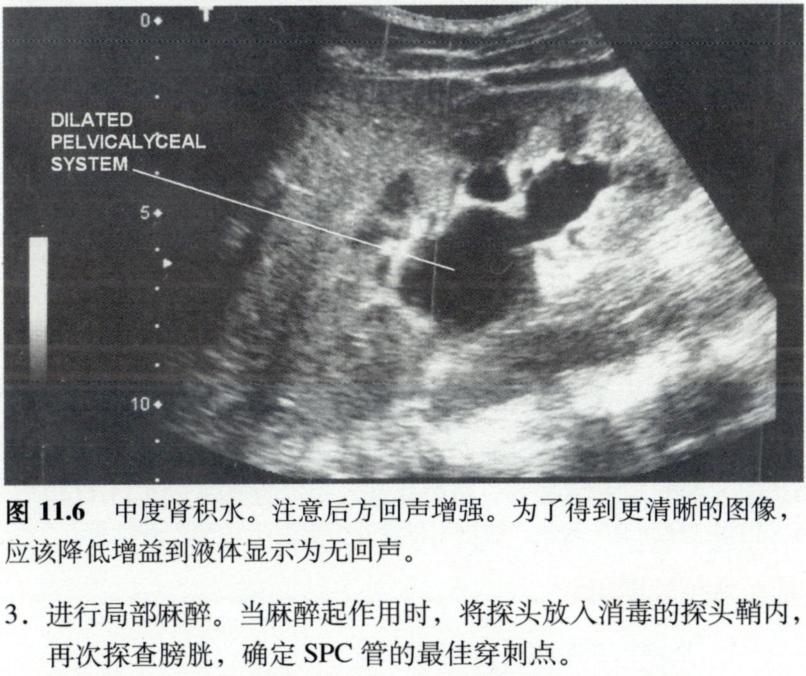

图 11.6　中度肾积水。注意后方回声增强。为了得到更清晰的图像，应该降低增益到液体显示为无回声。

3. 进行局部麻醉。当麻醉起作用时，将探头放入消毒的探头鞘内，再次探查膀胱，确定 SPC 管的最佳穿刺点。
4. 用手术刀切开穿刺点的皮肤，这样有助于插入 SPC 管。

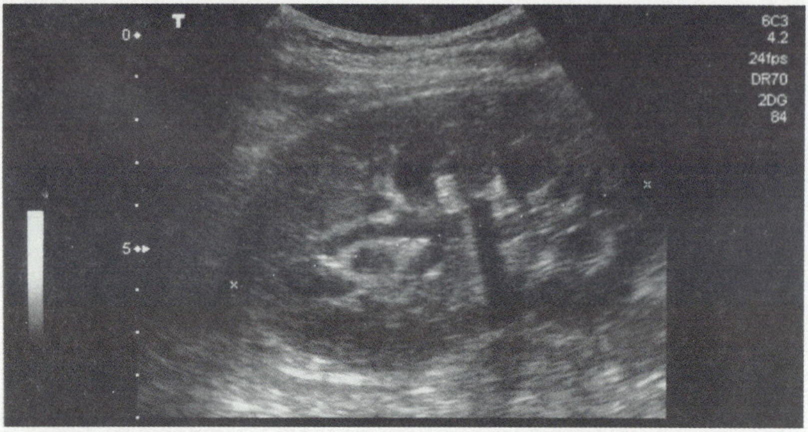

图 11.7 轻度肾积水。肾盂前后径未测量，但有肾盏扩张。

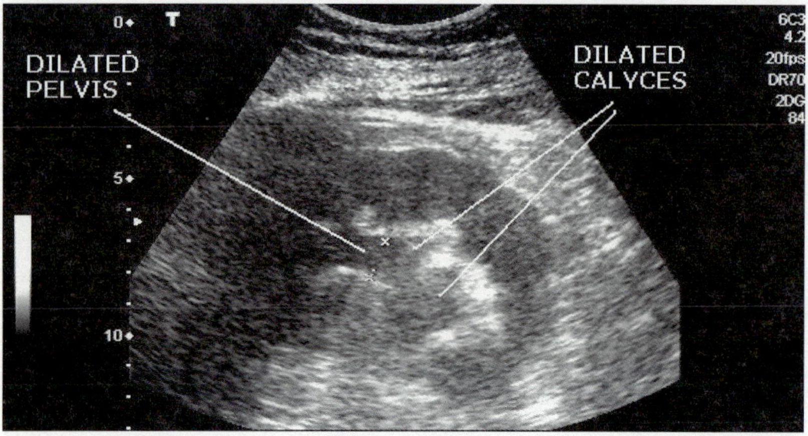

图 11.8 肾积水。肾盂前后径增宽大约为12.5mm。肾盏显示扩张，可确诊肾积水。DILATED CALYCES：扩张的肾盏；DILATED PELVIS：扩张的肾盂。

5．插入 SPC 管和引导管，监测其进入膀胱的过程（图 11.11）。
6．观察“尿回流”现象，拔出引导管并根据说明书固定 SPC 管。

阳性和阴性图像

- 左肾，正常长轴断面（图 11.3）
- 右肾，正常横断面（图 11.4）

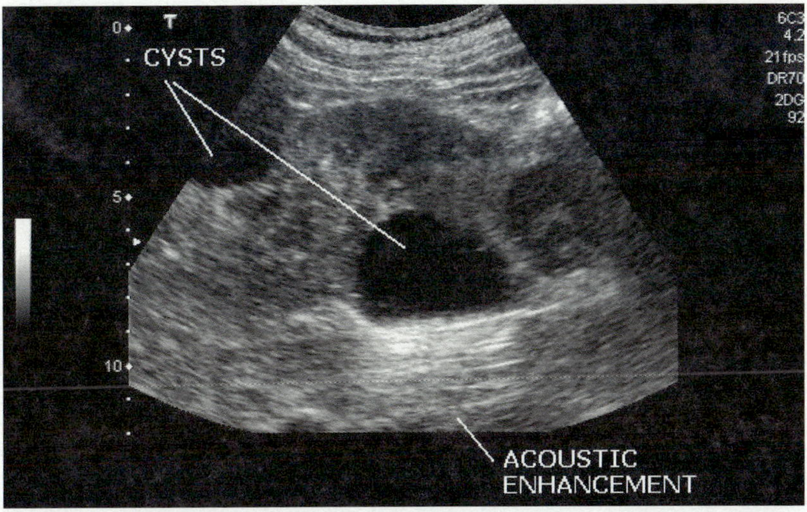

图 11.9　肾囊肿。注意囊肿后方回声增强。CYSTS：囊肿；ACOUSTIC ENHANCEMENT：回声增强。

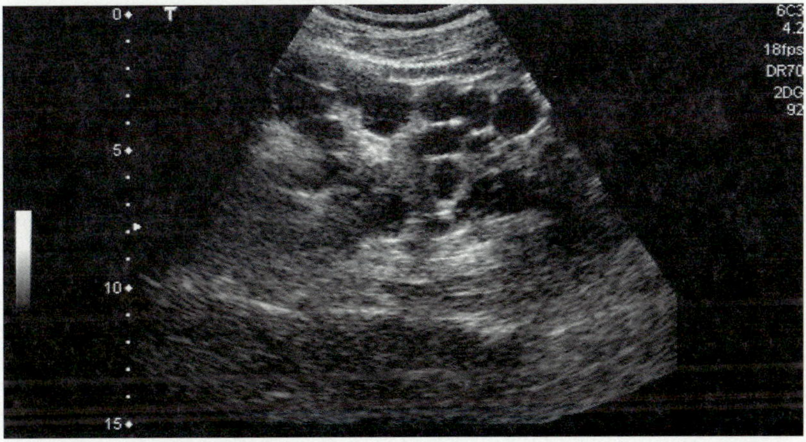

图 11.10　多发性肾囊肿。

- 肾积水（图 11.6、11.7 和 11.8）
- 肾多发囊肿（图 11.9 和 11.10）。

小贴示和警告

✓ 要防止把严重性疾病（如症状性腹主动脉瘤）误诊为输尿管绞痛

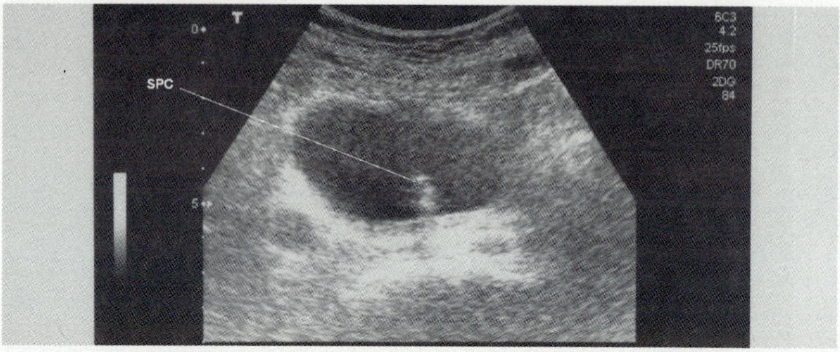

图 11.11　耻骨联合上膀胱置管引流术：显示膀胱内引流管。

(参见第 3 章腹主动脉瘤)。

- ✓ 左肾比你想象的更靠后、更靠上！
- ✓ 扫查整个呼吸周期期间的肾，可以最大限度地减小肋骨声影的影响。
- ✓ 如果有接触面积小的探头，则可用这种小探头在肋间扫查。
- ✓ 如果探查肾时很难清晰地显示肾，则在探查区域附近滑动探头，直到显示清晰的高回声的膈肌。利用膈肌做标志，再向远端滑动探头，通常就能清晰地显示肾。
- ✓ 若肾仍然不显示或显示为不寻常的结构，考虑可能是先天性异常，如肾缺如或马蹄肾。
- ✓ 扫查移植肾（通常位于髂窝）比探查原位肾更容易，因为移植肾比原位肾更表浅。
- ✓ 测量肾的大小时，防止低估肾的长径。造成低估有可能发生，如果超声束斜切肾，或肾的两极未同时显示（图 11.12)。
- ✓ 记住对比探查左、右两侧肾（如测量肾大小时)。
- ✓ 注意肾积水**假阳性**。肾积水假阳性可见于孕妇、肾外肾盂（正常变异）和膀胱过度充盈的肾正常患者。
- ✓ 注意肾积水**假阴性**。肾积水早期或在脱水患者可能不明显。如在正常高回声性肾窦内出现暗的无回声影，都应该怀疑有肾积水的可能。
- ✓ 如果肾盂和**肾盏**都扩张，则肾积水诊断成立。
- ✓ 在行耻骨联合上膀胱置管引流术时，可以采用超声定位后盲穿，也可以采用实时超声引导下进行。

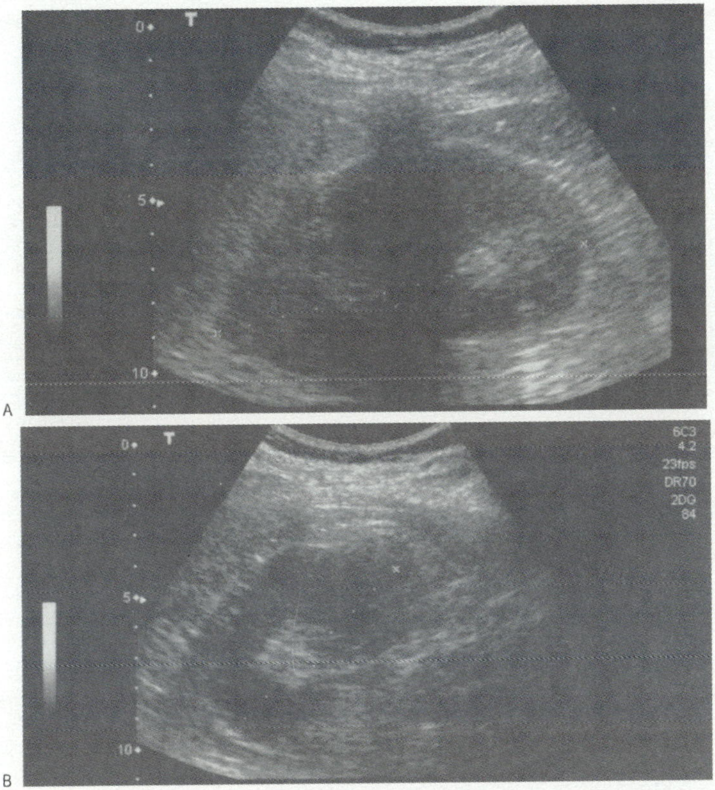

图 11.12　(A) 显示肾的两极，准确测量肾的长度。(B) 探头与肾的长轴斜切，肾长度的估计不准确。

下一步该怎么做?

- 单侧肾积水或急性肾衰的肾积水：由超声科医生或泌尿科医生行紧急减压术（如肾造瘘术）。
- 临床和超声检查均为肾盂积脓的也要进行紧急减压术。
- 有输尿管绞痛的临床表现、超声显示有肾积水：高度提示患者有输尿管结石。评价肾积水的严重性（如轻度到重度肾积水）和有无并发症（如感染和肾损害），请泌尿科医生会诊。
- 有输尿管结石的临床表现、超声显示无肾积水：要进一步明确是否有输尿管结石，根据当地的条件，安排进一步的影像检查（如非加强 CT）。

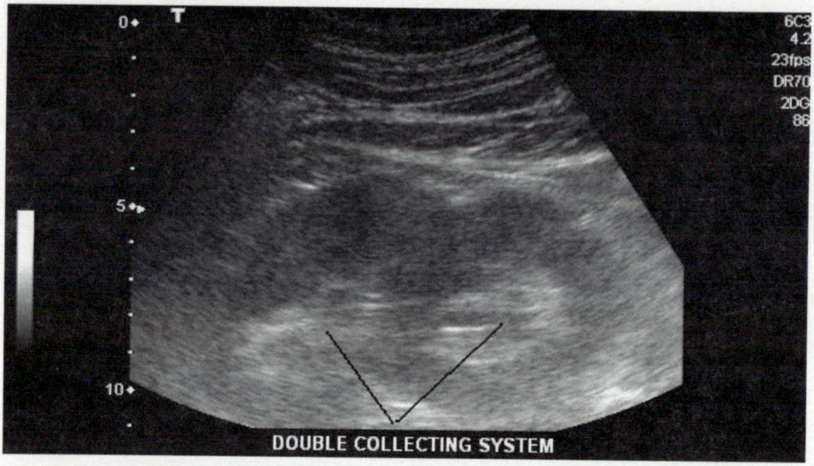

图 11.13　左肾为双集合系统。DOUBLE COLLECTING SYSTEM：双集合系统。

- 有尿潴留的临床表现、超声也显示膀胱过度充盈：行尿道插管引流术（导尿术）或耻骨联合上膀胱置管引流术。
- 图像显示不清、肾有其他病变［如多发性肾囊肿、双集合系统（图 11.13）、膀胱壁增厚或有肿块］或其他别的问题（如在膀胱内是否可以看到喷尿现象？）：根据具体情况安排进一步的影像检查，如 CT 或正规超声检查。

> ⚠ 防止把更为严重的疾病（如有症状的腹主动脉瘤）误诊为输尿管结石。

概要

→ 超声扫查肾和膀胱是一种快速的、简单易学的技术。
→ 超声确诊肾积水需要以下证据：
　→ 肾盂扩张。
　→ 合并有肾盏扩张。
→ 超声探查不能显示肾，最恰当的处理是临床医生应该安排进一步的正规超声检查。
→ 在考虑患者有输尿管结石的情况下，也要考虑患者是否合并有其他疾病（如症状性腹主动脉瘤）。

第 12 章

胆囊

Justin Bowra

引言

胆囊疾病既是普通门诊的常见病，也是急诊科的常见病。超声扫查胆囊技术相对简单易学，特别是对接受过 FAST 培训的急诊科医生来说。

为什么做超声检查？

- 超声检查对诊断胆囊结石非常敏感。
- 超声检查对诊断急性胆囊炎非常敏感。

解剖

胆囊：容量大约是 50 ml，位于右肝和方叶之间的肝下方的胆囊窝内，可分为胆囊颈、胆囊体和胆囊底三部分。

胆囊底常常位于肝下（体表标记：右侧腹直肌鞘外侧缘与肋缘的交点处）。但胆囊底的确切位置和形状会随其容量、患者的解剖特点和进食状态而变化（图12.1）。胆囊体是胆囊底的延续，朝向胆囊颈部时变窄，胆囊颈部继续延续，形成胆囊管。

胆道系统：胆囊管长 2 ~ 3 cm，正常的内径为 2 mm 或更小。胆囊管与肝总管(由左、右肝管汇合形成)汇合形成胆总管。胆总管与门静脉、肝动脉一起在肝十二指肠韧带内走行，向下与胰管在十二指肠法特壶腹汇合，开口于十二指肠。

急诊超声检查能提供的信息

- 胆囊内有无结石？
- 胆囊有无炎症？**急性胆囊炎**通常由胆囊颈或胆囊管结石嵌顿引起。诊断要**结合**下列特征，但是，下列每个特征在其他疾病中也可以见到：

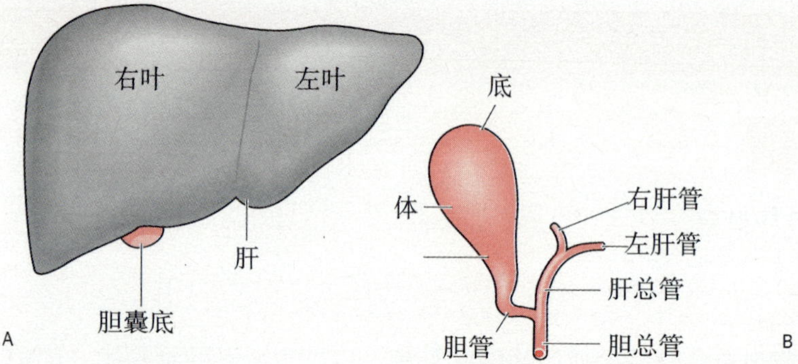

图 12.1　胆囊的解剖。(A) 前面观：胆囊底位于肝下。(B) 胆囊和肝外胆道系统。

- 临床特征：如发烧、右上腹疼痛和右下腹压痛
- 超声检查 Murphy 征阳性（见下文）
- 结石嵌顿：见于多数病例，但胆囊管结石有时很难显示。无结石的胆囊炎罕见，但其预后更差
- 胆囊壁增厚
- 胆囊周围积液。

急诊超声检查不能提示的信息

- 我能**除外**胆囊结石吗？要想完全除外胆囊内小结石，几个断面必须扫查。但小的无症状的胆结石对于急诊科医生来说，无实际临床意义。
- 其他病变，如胆管扩张性病变。肝胆急诊超声检查不能替代正规肝胆超声检查，因为胆管是管样结构且与血管同时显示，二者很相似(如有可能将胆总管误认为是门静脉或肝动脉)因此胆管的确认需要经验和多普勒。因此，如果考虑有胆管扩张或其他疾病(如肿瘤)，需要安排正规超声检查。

> ⚠ 上腹部正规超声检查是复杂而全面的，包括对肝胆系统、胰腺和其他结构的全面探查。因此其对超声仪器和医生的经验都有严格的要求，急诊超声检查者不具备这种经验。

技术和图像

患者的体位、探头和仪器设置

- 参见 FAST（第 4 章）。
- 仰卧位是患者状况较差时常用的体位。
- 另一种体位是左侧卧位，与心脏扫查的体位类似（图10.1，休克和心脏骤停）。在这种体位有可能使难以显示的胆囊显示。
- 有时需要变换患者体位（如右侧卧位、俯卧位甚至站立位），以便全面显示胆囊。
- 禁食：随着进食，胆囊收缩，因此，如果患者已经进食，胆囊可能很难显示。

探头放置及标记

1. 首先将探头放置于右侧锁骨中线肋缘或肋下进行纵向扫查（见 FAST）。
2. 辨认右肾、肝和高回声性膈肌（图4.7）：在整个呼吸周期进行扫查，这样有利于胆囊显示。
3. 禁食的胆囊显示为位于肝下方的一个界限清晰的、充满液体的囊样结构（图 2.9 和 12.2）。调节探查深度和聚焦的位置，使胆囊的影像最大化。改变探头的角度和位置，以获得胆囊的纵断面、横断面图像。
4. 这是胆囊吗？通过扫查两个断面，以及通过确定胆囊颈朝向胆囊管的方向变窄，或通过囊内有结石，来确定这个充满液体的囊样结构的确是胆囊（而不是环状的肠管）。
5. 胆囊结石表现为强反射性回声，其后方伴声影（图 12.2 和 12.3）。无声影的高回声像通常代表胆汁淤积。
6. 为了确诊**嵌顿性**胆囊结石，扫查患者一个以上的体位（例如俯卧位）。嵌顿性胆囊结石不会随重力移动。
7. 超声 Murphy 征：将探头置于右上腹、肋缘下，并向上成角（图 12.4）。若患者的腹部疼痛随着探头在胆囊区加压而再次出现，则高度提示患者的症状是胆囊疾病引起的。
8. 将探头放置于右上腹、肋缘下，并向上成角的方法也是显示胆囊的一种有效方法。

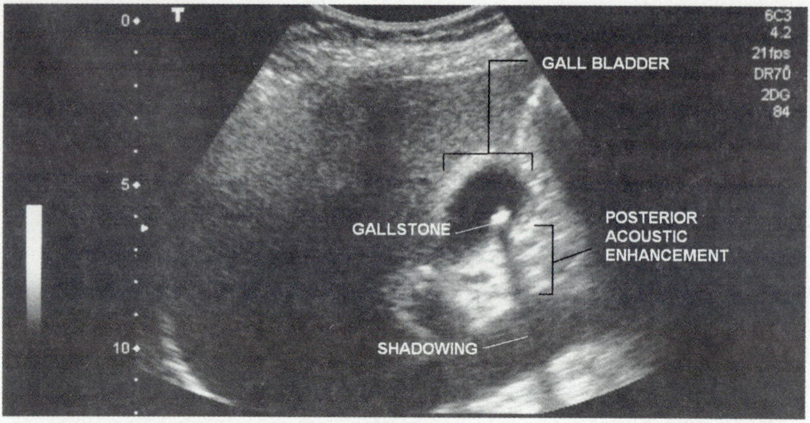

图 12.2 胆囊结石：结石后方伴有声影，液体后方回声增强。GALL BLADDER：胆囊；GALLSTONE：胆结石；POSTERIOR ACOUSTIC ENHANCEMENT：后方回声增强；SHADOWING：声影。

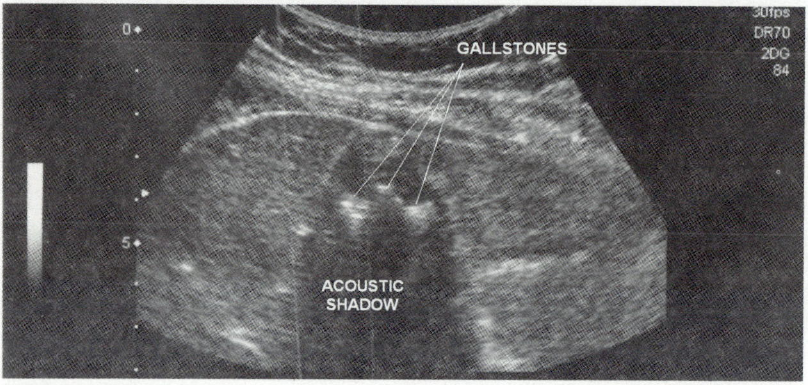

图12.3 胆囊多发结石。GALLSTONES：结石；ACOUSTIC SHADOW：声影。

9．胆囊壁：

- 厚度：正常成年人胆囊壁的厚度是 3 mm 或更小。胆囊壁增厚通常表现为中间为低回声的双线征（图 12.5 和 12.6）。双线征通常提示急性胆囊炎，但这种征象也见于其他疾病（如充血性心力衰竭或脓毒血症）。此外，餐后的正常胆囊壁由于胆囊收缩的原因也增厚。重要的是记住，急诊超声检查是在餐后。

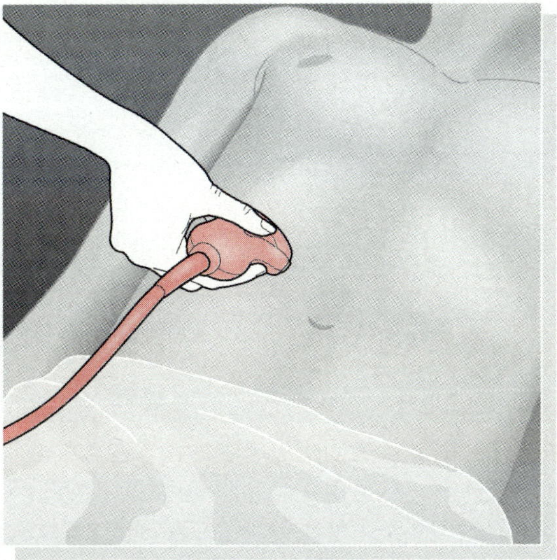

图 12.4 探头放置于右上腹肋下，向上成角。

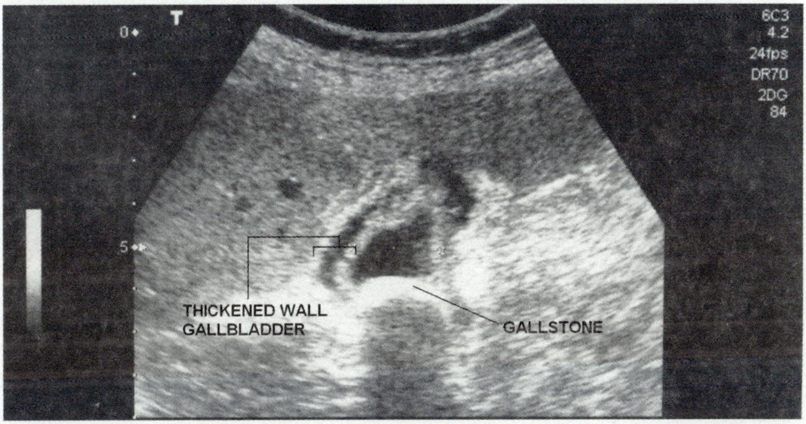

图 12.5 横断面图像：急性胆囊炎和胆囊结石嵌顿。胆囊壁增厚伴局限性积液。THICKENED WALL GALLBLADDER：增厚的胆囊壁；GALLSTONE：结石。

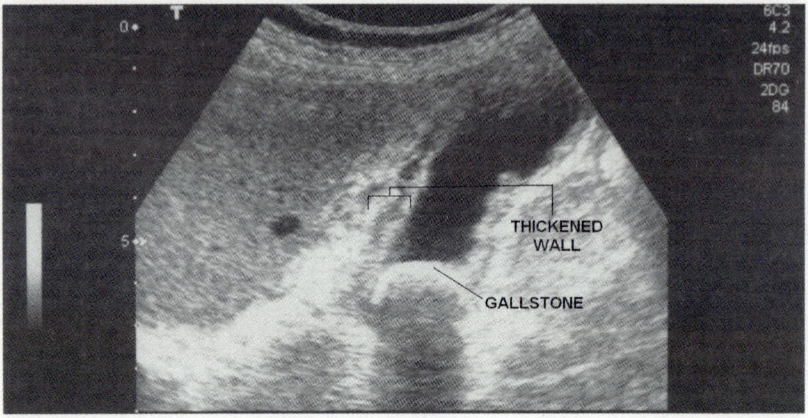

图 12.6 纵断面胆囊图像，与图 12.5 是同一位患者。注意两张图像中胆囊结石后方的声影都不很清晰，这是由于肝和胆囊内的液体同时导致其后方回声增强所致。解决的方法是降低增益。THICKENED WALL：增厚的壁；GALLSTONE：结石。

- 胆囊壁的其他特征：例如局灶性胆囊壁增厚（如胆囊癌）或钙化，可以在许多疾病中发现，这些内容已超出了本书讨论的范畴。

10. 胆囊腔或壁内气体：气肿性胆囊炎是罕见的外科急症。腔内气体通常表现为高回声影，但其后方不伴声影。壁内气体与钙化的声像类似。
11. 胆囊周围游离积液：局限在胆囊周围的游离积液多见于急性胆囊炎（特别是伴有胆囊穿孔），但也可见于其他疾病，如胰腺炎。

阳性和阴性图像

- 胆囊结石（图 12.2）
- 胆囊多发结石（图 12.3）
- 急性胆囊炎（图 12.5 和 12.6）。

小贴示和警告

✓ 在空腹状态下，胆囊很容易显示。注意餐后患者的胆囊生理性壁增厚。

✓ 先天性变异（如双胆囊）非常罕见。

- ✓ 显示胆囊需要多个声窗、多个断面和多种体位。
- ✓ 如果可以，患者深吸气有助于改善图像质量。
- ✓ 患者有胆囊结石不代表患者有胆囊炎。无症状性胆囊结石常常是偶然发现。
- ✓ 同样，并不是胆囊壁增厚就是急性胆囊炎，其他疾病中也可出现胆囊壁增厚。
- ✓ 急诊超声科医生很难发现胆囊管结石嵌顿。因此，如果患者有急性胆囊炎的临床表现和超声特点，也要做出急性胆囊炎的诊断推断。
- ✓ 若急诊超声检查未探及胆囊或诸如胆囊壁的局限性增厚或钙化之类的腹部异常，临床医生应立刻安排正规超声检查或 CT。
- ✓ 偶尔胆囊内充满了结石。当这种情况发生时，胆囊内的正常液体无回声伴后方回声增强影消失。取而代之的是伴后方声影的两条平行强回声线。这种超声特点代表**壁－回声－声影征**(wall-echo-shadow, WES)。接近探头的高回声线是胆囊壁，线下是结石回声。多发胆囊结石时，第二条线不规则。WES 很重要，因为它有可能会被误认为是肠袢，而实际上是胆囊结石。

> ⚠ 急性胆囊炎的诊断要求结合临床征象(如超声 Murphy 征阳性) 与超声检查所见 (如结石、胆囊壁增厚和胆囊周围积液)。

> ⚠ 胆囊结石常常是偶然发现，孤立存在的结石并不意味着胆囊炎或胆绞痛。

下一步怎么做?

- 急性胆囊炎：立即请外科医生会诊。
- 有胆绞痛的临床表现并确诊有胆结石：请外科医生会诊。
- 急诊超声检查没有胆囊异常征象、Murphy 征阴性：查找引起患者症状的其他原因。

- 图像不清晰，发现有较复杂的病理结构，或有胆道系统病变的临床表现但又未发现胆囊结石：安排正规超声检查。

概要

→ 胆囊的超声扫查快速且简单易学。
→ 超声探查对胆囊结石和急性胆囊炎非常敏感。
→ 急诊超声检查不能代替正规超声检查。
→ 胆囊不显示或有其他异常征象，如胆囊壁局限性增厚或钙化，请敦促临床医生立刻安排正规超声检查。

第 13 章

早孕

Sabrina Kuah, Justin Bowra, Tony Joseph

引言

异位妊娠的症状（如妊娠实验阳性患者伴有腹痛、停经和阴道出血）可能与早孕的其他并发症（如自发性流产、黄体囊肿破裂或不相关性疾病，如急性阑尾炎）很难鉴别。同样临床检查可能不能确诊异位妊娠，特别是早期未破裂的异位妊娠。超声检查无创且可在抢救复苏的同时进行，并且可与血清人绒毛膜促性腺激素 β（βHCG）结合。连续超声检查和 βHCG 检查对监测难以鉴别病例是至关重要的。

问题：有异位妊娠吗？

异位妊娠定义为子宫外受孕。发生率有地区性变化。从 1/300～1/28 不等。在美国，宫外孕的发生率为 19‰。25 ～ 34 岁的发生率最高，为 65%，大约有 98% 的宫外孕发生在输卵管，剩下的 2% 发生在腹腔、卵巢或子宫颈。

尽管经阴道超声（transvaginal ultrasound, TVS）和 βHCG 可早期诊断异位妊娠。但是，异位妊娠仍是妇女与怀孕相关性疾病中，母亲在头三个月内死亡的主要原因。大约占所有与怀孕相关性疾病死亡的 10%。

异位妊娠的危险因素包括：曾经得过异位妊娠（比数比是 8.3）、有输卵管疾病（比数比是 3.5～25）、曾有输卵管手术史（比数比是 21）。

大约 2% ～ 3% 的异位妊娠发生在间质，在这些病案中，异位妊娠主要位于输卵管横跨子宫壁的输卵管的间质部位。孕囊的主要部位位于子宫腔外，该部位的异位妊娠的死亡率是输卵管其他部位异位妊娠死亡率（2%）的 2 倍。间质部的异位妊娠破裂较晚（在妊娠 8 ～ 16 周）。

子宫内和子宫外联合受孕的异位妊娠较罕见，其自然受孕的发生率为 1/30000。人工受孕的发生率为 1/3000 ~ 1/100。

为什么要做超声检查？

床边超声检查安全、可靠，可在不影响患者抢救复苏的同时进行。床边超声检查有两种检查方法：一种是经腹，一种是经阴道。经阴道与经腹不同，不需要膀胱充盈。经阴道比经腹显示盆腔结构的图像更清晰、更准确（图 13.1 至 13.3）。但是，经阴道扫查有侵入性，比经腹扫查要求有更为详尽的训练，这已超出本书讨论的范畴。

经腹与经阴道扫查相比，优势之一是能够更全面地观察在经阴道检查时可能容易漏诊的腹腔或盆腔前方组织结构的病变，原因是经阴道扫查的高频探头在观察深度方面有局限性。

急诊科医生进行的经腹扫查不能替代妇产科的正规超声检查。急诊超声检查是在紧急状况下用来帮助评估早孕的检查。例如，它可用于明确患者是否有宫内妊娠。考虑到异位妊娠的低发病率，当患者病情稳定、无并发症且超声显示为活的宫内妊娠时，医生可安排患者出院并按常规进行检查。

相反，如果患者的超声检查结果不明确（即不能确定为宫内妊娠），则需要请妇产科医生会诊。

研究表明（1996 年 Mateer 等人的研究，1997 年 Shih 的研究），受过急诊超声检查培训的急诊科医生确实能够判断患者是否为宫内妊娠。Shih 认为，急诊超声检查可减少患者在急诊科的就诊等候时间，可节省120分钟。Mateer 等人认为，当一个受过超声培训的急诊科医生先对患者进行急诊超声检查，而不是筛选可以离开急诊科的患者时，可以使因宫外孕漏诊导致的死亡率大大降低。

急诊超声检查能够提供的信息

- 是否有异位妊娠？大多数的异位妊娠并不能很明确地显示子宫外有一个含有卵黄囊或胚胎的孕囊。但是，如果发现附件有肿块，且 βHCG 增高，即使子宫腔内未见孕囊，也要高度怀疑异位妊娠的可能。
- 有无游离积液？超声检查能够发现位于 Douglas 窝中的由于异位妊娠破裂或囊肿破裂引起的出血性游离积液。
- 是否有宫内妊娠？除外发病率低的异位妊娠（当心接受辅助生殖

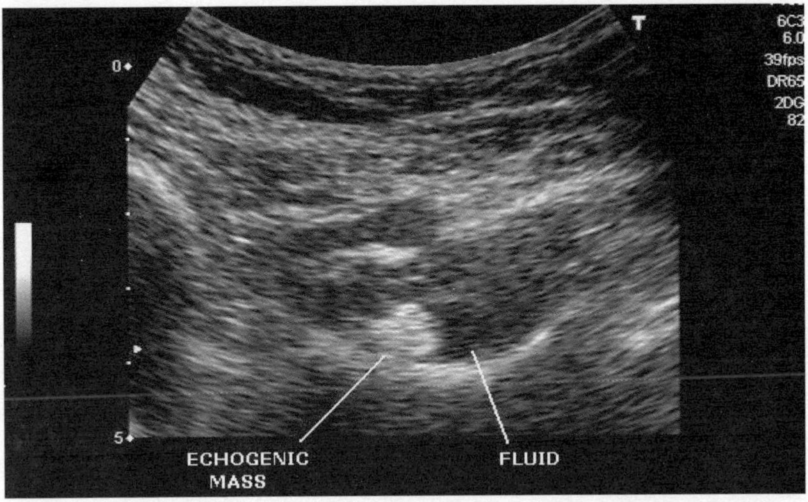

图 13.1　经腹横断面扫描，右侧附件区实性包块，包块周围为液体。孕龄 6 周，βHCG > 1000，子宫内有假囊。正规超声检查（包括经阴道超声检查）证实为右侧附件区宫外孕。本例无经阴道超声检查影像，下图提供经阴道超声检查的例子。FLUID：液体；ECHOGENIC MASS：等回声包块。

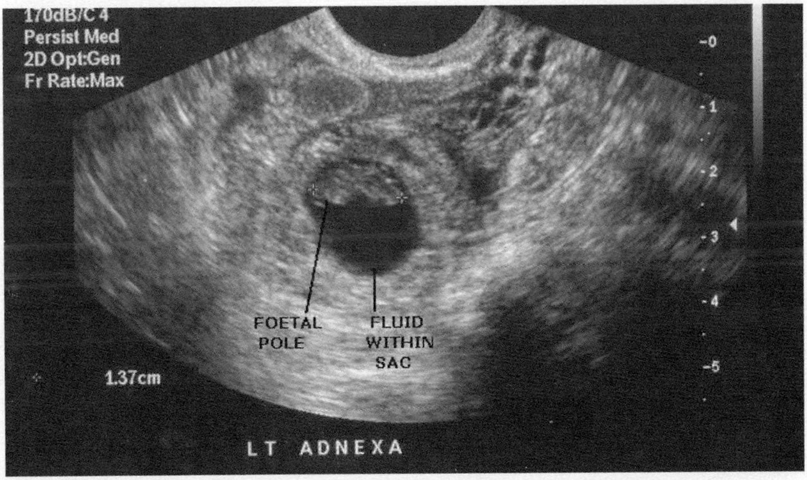

图 13.2　经阴道扫查的宫外孕。显示有胎芽。FLUID WITHIN SAG：囊内液体；FOETAL POLE：胎芽。

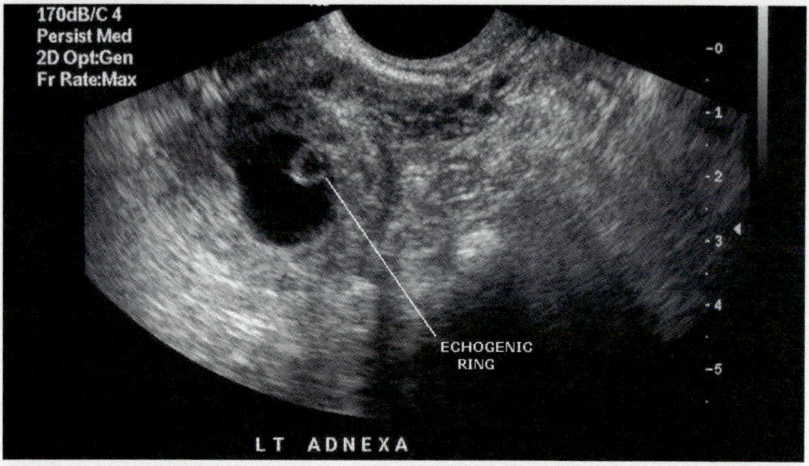

图 13.3 经阴道扫查宫外孕。显示等回声环样结构。ECHOGENIC RING：等回声环。

治疗的患者)。明确为宫内妊娠，实际上排除了异位妊娠。

- 子宫腔内有孕囊吗？子宫腔内没有孕囊而伴有妊娠实验阳性者，要高度怀疑有异位妊娠。

急诊超声检查不能提供的信息

- 宫内妊娠正常吗？像“正常妊娠”这样的诊断应留给有经验的超声科医生来回答。但是，如果你看到了真正的妊娠囊、胎芽和胎心存在，则可再次确信宫内妊娠存在。
- 如果确诊为宫内妊娠，那么能完全排除异位妊娠吗？回答是并不能永远排除。例如，**间质**妊娠很难与宫内妊娠鉴别。间质妊娠很特别，其特点是在子宫角处有一妊娠囊或高回声包块，局部子宫肌层变薄。从子宫腔到子宫角部妊娠囊处可见高回声间质线。若有疑问，应安排正规超声检查。

βHCG 的作用

所有可以用来鉴别一个活的宫内妊娠和一个异位妊娠的实验室检查中，βHCG 是最重要的。当怀孕时，βHCG 可先于月经停止检测到，并且，怀孕终止后仍持续升高数周。

当检测血清 βHCG 时，考虑下列情况是很重要的：

表 13.1 经腹扫查正常孕妇的表现

大约 5 周，βHCG > 1800	孕囊（包括卵黄囊）。正常的宫内妊娠，第 7 周应该见到卵黄囊。
7 周	胎芽（应该在平均孕囊测值 > 25mm 时见到）。到第 8 周可以见到胚胎
7 周	胎心（注意：如果经阴道扫查，能够见到胎芽，那么，同时也常常能够见到胎心的跳动）

注意 1：表中指示的时间仅仅是大概时间，它会受患者的体型、超声仪器的质量和操作者的技术水平影响。经阴道扫查会在更早期见到表中所有经腹扫查见到的征象。

注意 2：依据末次月经计算孕龄有时是会出错的！

- **绝对水平**：当 βHCG > 1500 IU/L 时，经阴道扫查可以显示多数活的宫内妊娠；当 βHCG > 1800 IU/L 时，经腹扫查可以显示多数活的宫内妊娠。因此，当 βHCG > 1800 IU/L 且经腹扫查证实子宫内无孕囊时，则高度怀疑有异位妊娠。但是，当 βHCG < 1500 IU/L 时，就不能完全解释为“无 EP”“或无异位妊娠破裂风险”。

> ⚠ βHCG < 1500 IU/L 不能除外异位妊娠。

- **无论 βHCG 是升高还是降低**：例如，在上述的病例中（βHCG > 1500 IU/L，子宫腔内无孕囊），如果这是一个病情稳定的期望怀孕的患者，妇产科医生可以嘱咐患者 2 天后再次检测 βHCG 并进行经阴道探查。妊娠失败（未成活的宫内妊娠、输卵管妊娠的流产、自发性的异位妊娠的解体）患者的 βHCG 持续下降。
- **下降率**：异位妊娠时 βHCG 的下降比完全性流产时慢。因此，如果超声检查不确定怀孕，48 小时内 βHCG 下降大于 50%，则异位妊娠的可能性不大，更可能是自发性流产。
- **升高率**：大约 85% 的成活子宫内妊娠显示，每 1.4 ~ 2.1 天，βHCG 平均翻一番，直到 40 天 βHCG 达到 100 000 的高峰。这种现象在少数异位妊娠也可以见到，在多数异位妊娠患者，βHCG

的升高很慢。因此，如果 βHCG 不是升高而是下降，且在 72 小时内下降一半，并且重复经阴道扫查子宫内仍无孕囊，那么，无论位置如何，这次妊娠都是无法成活的，应开始进行异位妊娠治疗。相反，如果 βHCG 升高正常，则需要经阴道扫查进行监测，直到着床的位置可以看到为止。

临床特点

- 患者：育龄期妇女。
- 妊娠：要想到育龄期妇女都有怀孕的可能并检测血清 βHCG。
- 如疼痛、休克和阴道出血等典型的临床表现可能不会出现。

> ⚠ 如果可疑，就假定有异位妊娠，直到证明是其他疾病。

超声扫查前

- 根据临床指征，进行抢救复苏。
- 获得帮助：做超声检查的医生不应该同时参与复苏抢救。
- 如果患者病情不稳定，扫查前与妇产科医生联系。
- 送检血：做血常规、检测 βHCG，根据临床指征，进行血型鉴定或进行交叉配型。

技术和图像：经腹扫查

患者的体位

- 仰卧位是最常采用的体位。
- 若可以，要让膀胱充盈。如果没有时间让膀胱充盈，膀胱无尿也可以做经腹扫查，但图像可能不清晰而难以解释。这种情况下考虑转到妇产科做经阴道扫查或妇产科紧急会诊。
- 在超声检查前做双合诊检查可能对经腹超声检查有帮助，如可指导经腹扫查肿块或压痛的位置。

探头和仪器设置

- 凸阵探头：建议用 2.5 ~ 5.0 MHz 频率的探头。
- 先用标准的 B 型超声仪探查。
- 如有 M 型超声仪，可以用来探查胎儿的心搏。
- 标准定位：患者的右侧设定在屏幕图像的左侧。
- 按照患者的体型调节图像的深度和聚焦的位置。

探头放置及标记

- 首先将探头放置于盆腔上方中线处进行扫查（图 4.12 和 4.15）。确认膀胱（亦见第 4 章 FAST）。利用充盈的膀胱做声窗，观察膀胱后方盆腔深部的组织结构。
- 横断面、纵断面扫查，子宫位于膀胱后方，确认子宫，描述它的大小、形态和位置（图13.4）。根据需要调节图像的深度和聚焦位置。在妊娠情况下，子宫表现为一壁增厚的、中空肌样结构，伴有无回声的液体。正常育龄期未怀孕妇女的子宫长径小于 10 cm，短径小于 6 cm。确认肌层、内膜（表现为薄的、高回声线样结构）和子宫颈。
- 聚焦子宫腔：纵断面扫查、横断面扫查子宫腔，寻找宫内妊娠的证据——子宫内孕囊，伴有卵黄囊、胎囊或心动（M 型）（详见下文）。
- 然后辨认双侧卵巢，为椭圆形、低回声性表现。最理想的是以毫升数描述卵巢的体积。但是，卵巢体积测量的具体方法已超出了本书讨论的范畴。
- 与卵巢不同，输卵管正常情况下不常显示，除非扩张时。
- 在经腹超声检查中，附件不做为要求显示的特殊结构。
- 评估陷凹内的游离液体、光环和实性结构。
- 轻压探头并成角，探查卵巢病变，如黄体破裂，并与各种病理性结构（如一个环形囊肿或实性肿块）相鉴别，确认是否与卵巢有关（经阴道超声检查更容易确诊）。
- 最后，有规律地扫查下腹部和盆腔。这些区域的病变经阴道超声检查可能会漏诊，因为经阴道超声检查主要是观察盆腔更深处的组织结构。

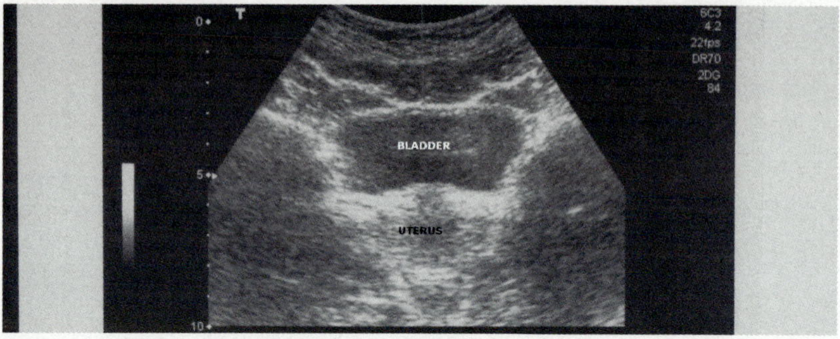

图 13.4 经腹扫查膀胱和子宫。虽然膀胱充盈有助于显示子宫，但也要注意，后方回声增强过亮也会影响深层组织结构的显示。这种情况的解决方法是降低增益。BLADDER：膀胱；UTERUS：子宫。

- 同样，利用改良的 FAST（见第 4 章）技术观察腹部其他部位有无游离积液。

基本像图及其特征

1. 正常宫内妊娠：通常可以排除异位妊娠（除非是罕见的异位妊娠）。正常宫内妊娠应该有下列特征：
   - 超声检查显示真正的胎囊（图 13.5）是妊娠的第一个真正征象。胎囊代表绒毛膜腔（囊本身）、植入性绒毛膜的绒毛和相关的蜕膜组织（外层超声区域）。最初胎囊表现为一环样回声结构，代表一包埋在中线下的有积液的小囊样结构。随着囊的增大，它变成椭圆样。起初，囊内无明显的可见成分。因此它易与假性孕囊混淆（见下文）。
   - 胎囊平均内径（mean sac diameter，MSD）是取胎囊三个内径的平均值（不包括回声波的边缘）。通过测量早孕的胎囊平均内径，孕龄可参照一个图表或应用经验法则计算出来：30 + MSD **毫米数＝怀孕天数**。随着妊娠的进展，胎囊平均内径每天增加 1 mm，而外层的回声区域保持不变（大约 2 mm 或稍多）。
   - 超声检查显示的球样**卵黄囊**应该被视为妊娠的第一个**确定**征象。卵黄囊是胎囊内看到的最初解剖结构。只有当其 MSD 大于 5 mm 时，才能在声像图上看到，有时要达到 8 mm 才能

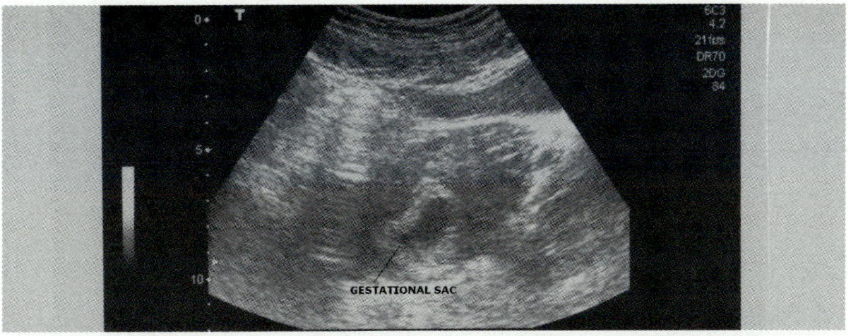

图 13.5　经腹扫查，显示是孕囊而不是卵黄囊。孕龄 6 周。患者做正规超声检查，证实有卵黄囊。GESTATIONAL SAC：孕囊。

看到。超声检查最初可见其为一完整的胎囊内的环样结构。这种在高回声性胎囊内可见的高回声性环样结构(卵黄囊)被称为**"双蜕膜囊"**征象（图 13.6）。

- 相比之下，**假囊**（假性胎囊）仅有一个单一的高回声层，其内部没有环样卵黄囊，也没有胎芽和胎心。由于妊娠时激素变化，10%～20%的异位妊娠可以看到此征象，并且有时囊内由于有碎片也可显示为低回声性，特别是在 βHCG水平较高的患者（图 13.7）。
- 6 周时，在卵黄囊边缘增厚的区域可以看到胎盘和胎芽；第 7 周，可用 M 型超声仪探查到心脏活动（图 13.8）。
- 最后出现可辨认的胎儿外观（图 13.9）。
- 卵黄囊继续生长，到第 10 周达到最大径 6 mm，同时一直向周边移动，直到第三个月末卵黄囊消失。
- 胎儿的心跳：在胎芽内看到的快速"闪动"就是胎儿的心跳。若有 M 型扫描仪，可直接扫描胎芽以确定心脏的活动。

2．异位妊娠的超声检查可见：

- 子宫外发现伴有心脏活动的胚胎就可诊断为异位妊娠，但这种发现仅占宫外孕的 8% ～ 26%（图 13.2）。
- 更常见的（40%～70%）是子宫外看到一环样回声结构（图 13.3）。
- 超声显示附件包块、子宫内无胎囊，结合妊娠实验阳性，可

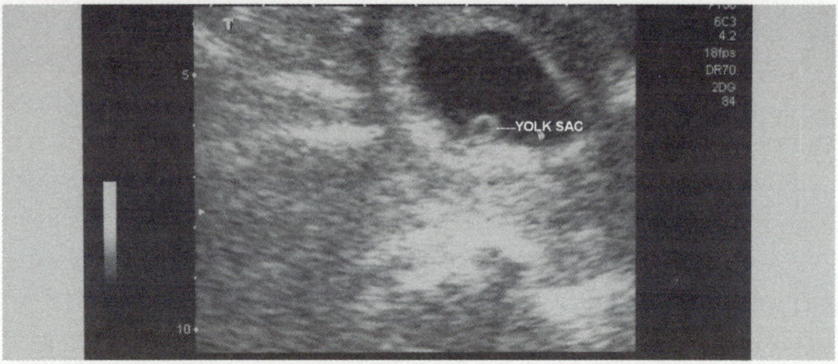

图 13.6 经腹扫查，显示卵黄囊。YOLK SAC：卵黄囊。

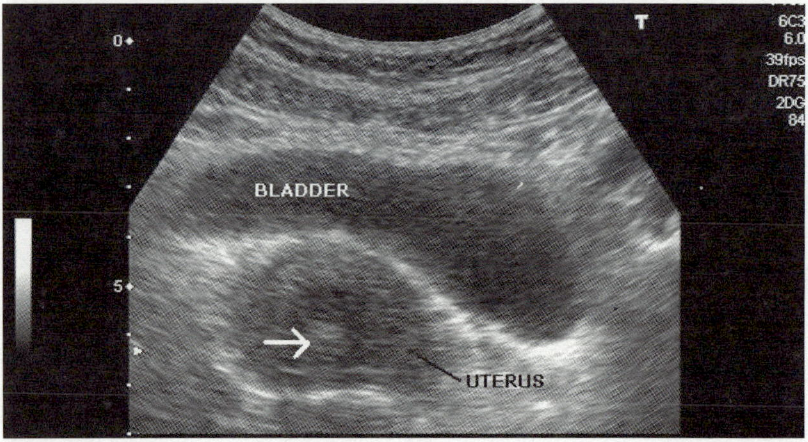

图 13.7 经腹扫查，显示假囊。与图 13.1 是同一患者。宫内囊性结构内含有等回声碎片，可能会被误认为是胎芽（箭头所示）。BLADDER：膀胱；UTERUS：子宫。

以诊断大约 85% 的异位妊娠。

- 破裂的异位妊娠，表现为附件区有一复杂的混合性回声包块。
- 单独子宫内无胎囊（或假妊娠囊）推断有异位妊娠可能会把其他一些状况包括在内，如流产，甚或早期正常的宫内妊娠（图 13.10）。
- 腹腔内出血可以导致陷窝内积液，并可依出血时间的长短而呈颗粒样游离积液。游离积液、子宫内无胎囊，结合妊娠实

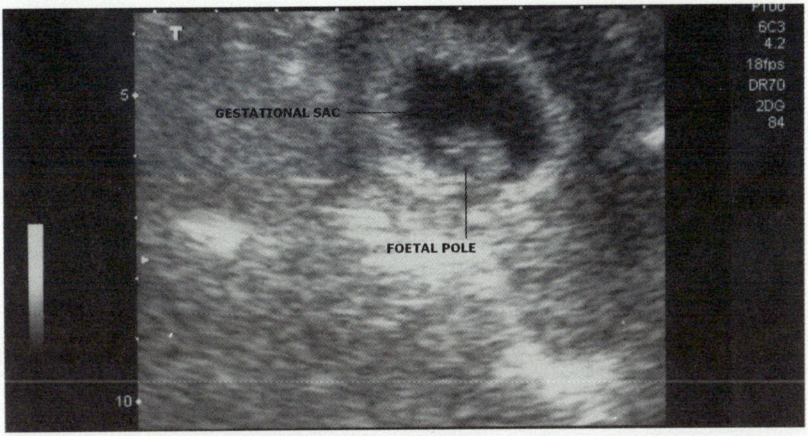

图 13.8　经腹扫查，显示胎芽。孕龄 8 周。M 型超声波扫查证实有胎心。GESTATIONAL SAC：胎囊；FOETAL POLE：胎芽。

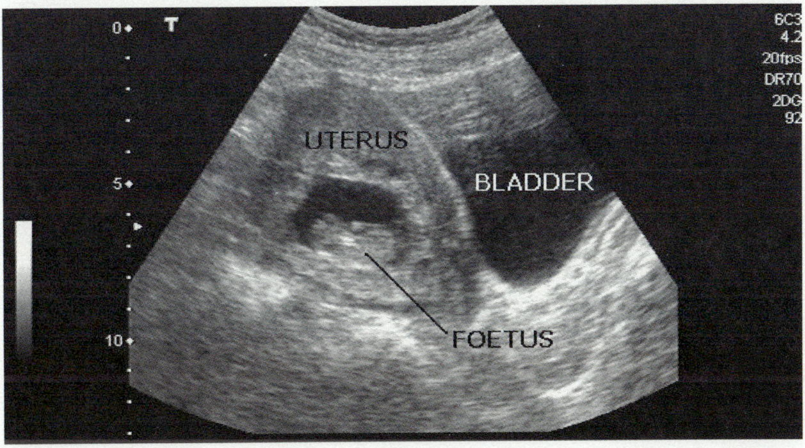

图13.9　经腹扫查，显示胎儿。孕龄10周。UTERUS：子宫；FOETUS：胎儿；BLADDER：膀胱。

验阳性，诊断为异位妊娠的符合率大约为 71%。若有大量游离积液，则诊断的符合率会提高到 95%。

- 游离积液结合回声性包块几乎肯定是异位妊娠。
- 卵巢的异位妊娠与黄体破裂出血或黄体囊肿很难鉴别，因为后二者都随卵巢移动。若有条件，可用彩色多普勒显示异位妊娠内部血管丰富的、通常是活的滋养层组织周围的“火环

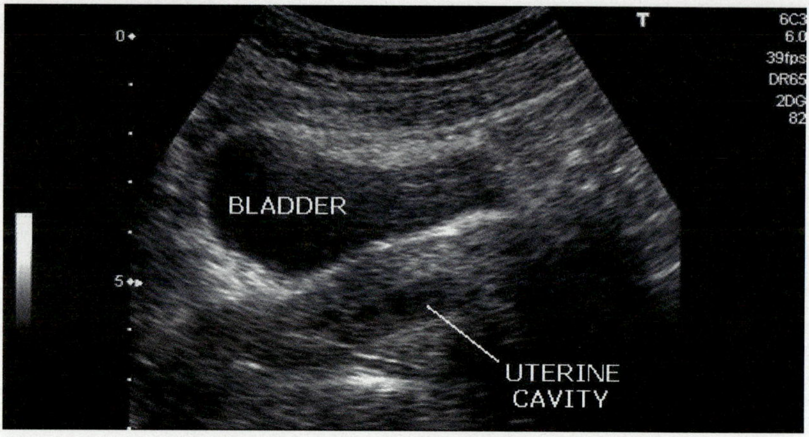

图 13.10 经腹纵断面扫查子宫，宫内无胎囊。妊娠试验阳性，孕龄6周。经阴道扫查证实为宫外孕。BLADDER：膀胱；UTERINE CAVITY：子宫腔。

征”。但是，有时小的黄体可能会有类似的表现，注意加以鉴别。

- 间质部异位妊娠富含血管，可以存活较长一段时间，并且可以生长得很大。角部异位妊娠最初表现为非对称性宫内妊娠，它实际上不在子宫腔内。诊断的要点是寻找一条从子宫腔延伸到角部胎囊的高回声性“间质线”。
- 同样，子宫颈异位妊娠也不在子宫腔（鉴别诊断：难免流产）。
- 在有效的诊断时间内，大约 20% ~ 30% 的异位妊娠没有超声检查可察觉的异常征象。

阳性和阴性图像

- 经腹扫查：宫内妊娠，有胎囊无卵黄囊（图 13.5）。
- 经腹扫查：宫内妊娠，有卵黄囊（图 13.6）。
- 经腹扫查：宫内妊娠，有胎芽（图 13.8）。
- 经腹扫查：宫内妊娠，有胎儿的部分结构（图 13.9）。
- 子宫腔内无胎囊，妊娠实验阳性（图 13.10）。
- 经腹扫查：异位妊娠（图 13.1）。

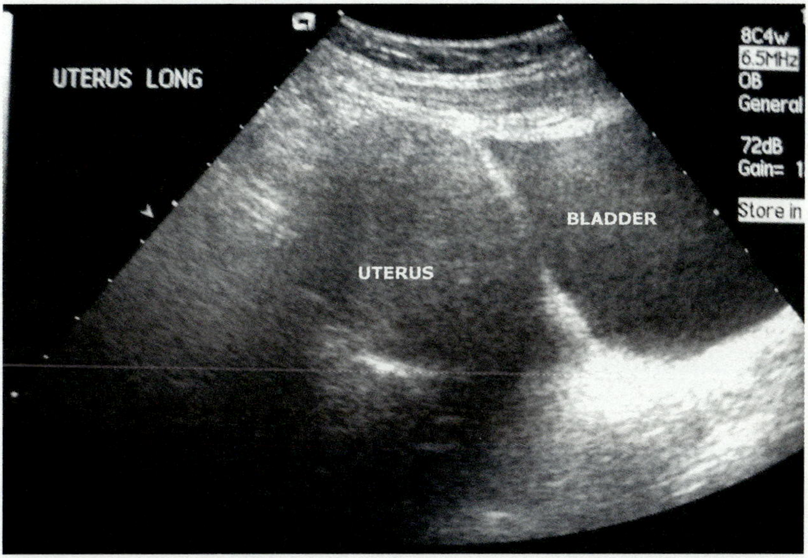

图 13.11　经腹纵断面扫查子宫，图像显示不好。增益太高。BLADDER：膀胱；UTERUS：子宫。

- 经腹扫查：显示不清，不能预测结果（图 13.11 和 13.12）。

小贴示

✓ 若可疑，则要按照异位妊娠来处理，直到证明是其他疾病。

✓ 尽快把疑有异位妊娠的休克患者转送到妇产科医生处。在这以前，不要浪费时间做经腹检查。

✓ 你不是超声科医生！把所有扫查图像不清晰的患者交给超声科做正规检查或请妇产科医生评估，要根据临床表现下医嘱。

✓ 经腹扫查，好的图像要求膀胱充盈。若膀胱未充盈，要么推注液体到膀胱，要么行经阴道扫查。

✓ βHCG < 1500，不能排除异位妊娠。

✓ 因此，若疑有异位妊娠的可能，则不论 βHCG 水平如何，都要行超声检查。

✓ 由于化验结果会有误差（10% ~ 15% 的误差），应该在同一实验室进行系列检测。

✓ 如果使用 M 型超声仪，就不要用**脉冲多普勒**。这可能对胎儿有

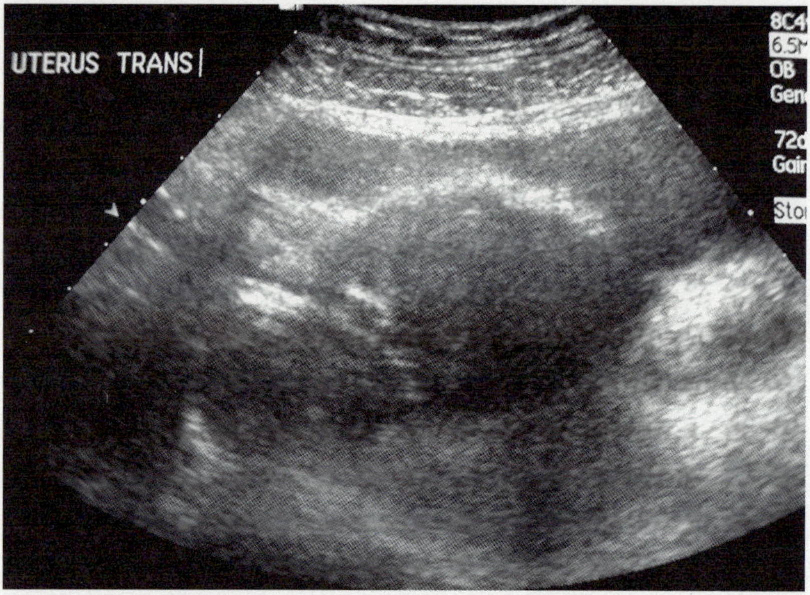

图 13.12　经腹横断面扫查子宫，图像显示不清晰。

不利影响。参考仪器操作手册或请教超声科医生。

✓ 异位妊娠假阳性：
  ✓ 早期正常的宫内妊娠（卵黄囊出现前）
  ✓ 流产
  ✓ 黄体囊肿。
✓ 异位妊娠假阴性：
  ✓ 子宫内假囊
  ✓ 间质部异位妊娠
  ✓ 宫内外联合妊娠（极罕见）；这类患者通常接受过辅助生殖治疗。

⚠ 当心假囊！

下一步该怎么做？

- 不稳定患者：抢救复苏，同时立即通知妇产科。
  - 若疑有异位妊娠或诊断为异位妊娠，立即将患者送往手术室。
  - 若不能排除异位妊娠，去手术室（或进行进一步影像检查）这种决定要依据临床特点做出。
- 稳定的患者：确诊为宫内妊娠，无异位妊娠的识别因子：异位妊娠已被排除。建议转门诊妇产科就诊。
- 稳定的患者：宫内妊娠已确诊，但患者有异位妊娠的识别因子：按照异位妊娠进一步检查。
- 稳定的患者：βHCG > 1800，经腹扫查子宫内无胎囊，并且/或者有其他可疑表现，如附件肿块，则怀疑异位妊娠并通知妇产科。
- 稳定的患者：βHCG < 1800，子宫内无胎囊：这是一种复杂情况，必须与妇产科会诊讨论。经阴道扫查应由妇产科进行。若经阴道扫查也是阴性，各地处理方法不尽相同。可选择的方法包括：监测观察患者的病情、2 ~ 3 天后重复检测 βHCG 并行经阴道超声检查。

⚠ 若有疑问，患者要按有异位妊娠对待，直到证实为其他疾病。

概要

急诊科医生进行的经腹检查不能替代正规的超声检查。然而，结合血清 βHCG 测定，在急诊科经腹检查对协助怀孕头三个月突然出现的腹疼或阴道出血患者的诊断是非常有价值的方法。

第 14 章

获得培训和继续培训

Russell McLaughlin, Fergal Cummins

引言：培训原则

开业医生选择参加超声检查培训时要考虑以下两个方面：

1. 逻辑思维技能：这是一个非常必要的部分。从打开超声仪器到完成扫查成像都需要。这部分是一种技术性技能，可以通过观察专家将整个过程分解为几个小步骤、而后由学生再将其组合起来学习。这些与用于教授学生学习复苏和创伤的实际操作技能课程的原则一样。在这个领域，超声科医生是最好的老师。
2. 逻辑推理：这部分很难。过程是：
    - 将图像显示与临床表现结合起来。
    - 对需要进行的鉴别诊断整理出一个清晰的思路。

这个过程需要凭借大量医学知识、实际技能和经验来完成。教育学家指出，这个过程不可能通过与学习逻辑思维技能一样的方法来学习。想要提高逻辑推理能力就要根据每位学习者的特点量身订制学习课程。

课程类型

临床医生可用的急诊超声检查课程分为两大类：

- 导论或基础课程：重点是超声检查目标导向的核心基础知识、原则和技能。
- 高级课程是有关超声在临床上的更广泛的应用。

目前，国内和国际尚未有标准化的核心课程内容。

急诊超声检查导论课程

典型的导论课程需要 1 ~ 2 天，由传统的讲课部分和大量的“动手”操作部分构成。操作部分以小组形式授课。一般来说，每个小组一台仪器、一个教师，至多 5 名学员。模特 / 患者包括正常的健康人和有明显病理改变的患者(例如腹膜透析患者、腹主动脉瘤患者)。

教材要提前发给学员。一般来说，这种课程包括下列内容：

- 超声物理学
- 仪器使用与图像采集
- 伪像
- 创伤后腹部超声检查（FAST）：概况、解剖、病理学改变
- 腹主动脉瘤：解剖、病理学、测量
- 介入性超声（如中心静脉通路、异物定位）。

许多课程设有课前、课后考试(如多项选择题)，以确定学员是否掌握了课程的核心内容。学员完成导论课程通常会得到一份导论课程学习证书。

导论课程学习证书不是可以独立做超声检查的许可证。因为导论课程只为开业医生介绍进行一些特定的超声检查所必备的概念和技术。

> ⚠ 参加导论课程的培训者还不具备独立进行超声检查的经验和技术。

急诊超声检查高级课程

可选择的课程很多，从短期的大学课程到研究生水平的课程都有。不同课程在内容和时间上有很大不同。高级课程的内容可能与导论课程的内容相似，但是，其内容深得多，学习时间更长。高级课程包括导论课程的内容，也可以包括下列内容：

- 深静脉血栓
- 急诊产科超声检查，如异位妊娠
- 急诊超声心动图
- 肾超声检查，如肾积水
- 骨骼肌超声检查
- 睾丸超声检查。

多数课程包含课堂教学、直接指导实践课、间接指导实践课、课程作业，以及核心知识与技能的最后考试。高级课程的最后考试比导论课程的要求严格，包括实际操作考试和笔试。

与导论课程不同的是，高级课程在设计上更具体，以使考试合格者能够独立实践。

获得资格

获得资格需要一个过程，即通过学习和掌握超声检查技术，使自己所做的急诊超声检查结果是可重复的并达到一个预先规定的标准。由非超声科医生如由心脏科医生和妇产科医生行常规超声检查已不是什么新鲜事。急诊超声检查一直以来都在稳步增长，国际上已普遍接受，认为急诊超声检查应该是日常工作的一部分。

受训者有责任确保自己接受的培训是恰当的。在接受培训人员尚未达到最低限度的合格标准以前，在他们的超声检查结果发出以前，必须有一位合格的培训监督者全面审核受训者所做的全部超声图像。所以，培训和实践的最低标准非常关键。

广义地说，要想成为合格的急诊超声检查开业医生，必须具备：

- 参加正规课程学习
- 在合格人员的直接监督下，做过并记录过一定数量的超声检查
- 通过考试证明自己具有进行急诊超声检查的能力。

但仍有一些争论尚未解决，或者说，仍存在一些有待解决的问题，包括：

- 对一些特定的适应证应行哪种具体的急诊超声检查？
- 获得急诊超声检查的资格需要有多少次扫查经验？
- 应该如何定义直接监督扫查：是实时监督扫查，还是监督者只审核扫查结果？
- 图像是应该数字化存储，如单帧硬盘存储，还是录像记录？
- 何时一位非超声科医生（如急诊内科医生）有资格在急诊超声方面培训他人？
- 在急诊超声检查方面，谁来负责培训非超声科医生？

其他非超声科医生，如妇产科医生和心脏科医生也要面对很多这类问题。在急诊超声检查方面，不同的权限人对这些问题的反应不同，并且处于变化中。附录 2 列出了澳大利亚、美国和英国负责急诊超声检查资格的相关组织机构。

技术保持

对于急诊超声检查开业医师来说，继续职业发展和保持操作技术是至关重要的。这方面应该包括：

- 定期检查实践
- 继续培训
- 定期接受审查

关于初级合格标准，各国之间略有不同。例如，澳大利亚急诊医学会（ACEM）推荐：3个小时的超声检查培训，每年25次腹部创伤超声扫查和 15 次腹主动脉扫查，以及每两个月一次审查。

英国皇家放射学学会已经更新了他们的 1997 条有关非超声科医生超声检查的准则。新的准则反映了基于更多能力的课程。

工作日志

由于诊断和治疗要根据急诊超声检查的结果，所有急诊超声检查都必须做文字记录，最好写进个人工作日志中，也可写进正式的患者病历中。内容至少应该包括：

- 患者和超声科医生的记录
- 超声检查的日期和类型
- 扫查结果和检查医生对这些结果的解释
- 基于结果而定的明确的行动方案（附录 1 有用的文字工作）

从教学、审查和最好的实践的角度出发，将急诊超声结果和解释与其他临床数据做比较（例如 CT、手术记录、正规超声检查），并对急诊超声检查结果是否正确做出评论。

概要

→ 不同的国家，标准不同。

→ 不同的开行医师，需求不同。
→ 课程的内容和培训时间不同。
→ 获得资格和技术保持是动态变化的，不是固定不变的。

⚠ 没有反馈和审查就没有进步。

⚠ 一次培训，如一天的课程，是不够的，除非这个培训是一个量身定做的、不断完善技术的计划的一部分。

第 15 章

建立急诊超声检查服务

Sean McGovern, Peter Thompson

引言

随着科学技术的发展，超声的应用越来越广泛。急诊科的医生们已经开始利用超声开展诊断和介入治疗工作。很明显，急诊超声检查有别于超声科医生所做的经常是复杂性诊断的超声检查。

建立急诊诊断性超声项目的步骤

本章将推荐以下步骤，但成功的计划要根据当地 / 本国 / 国际上临床医生的实际做出。考虑到这些步骤通常同步进行，所以在开始阶段就要认真仔细考虑。

- 选择带头人。
- 确定急诊超声检查的范围。
- 得到超声科的同意 / 理解。
- 制定一个实施计划，包括：
  - 购买仪器
  - 带头人的培训和资格获得以及急诊超声检查小组，他们的继续职业发展（参见第 14 章获得培训和继续培训）。

选择带头人

选择对此项工作有浓厚兴趣或经验最丰富的人作为带头人，即这位带头人还应该是一位良好的协商者。这一点最重要，因为如果这位带头人观点正确但方法错误，他 / 她不会成功，并且机会会错过。 此项工作更多依赖于带头人是否能够抓住有利时机。

对带头人的基本要求包括：

- 是一位受人尊敬、引人注目的临床医生
- 是一位优秀的交流者和倾听者

- 是一位好的协商者：有能力在临床和管理人员中取得一致意见是非常重要的
- 知道超声如何帮助于科室达到目标
- 对超声培训和未来实践发展有清晰的计划。

她/他应该是全职人员，不会受时间分散的压力或培训需要的影响。如果这个人不是顾问医生，那么他/她还需要有一位就近的顾问医生的监督和支持。

带头人需要：

- 致力于质量保障和以患者为中心的工作
- 建立与超声科的联系
- 建立与其他使用超声检查的临床科室（产科、心脏科、消化科、肾/泌尿科、监护室)的联系
- 能够熟练使用超声仪器：受过全面培训或至少参加过导论课程和一些放射学方面的会议，熟悉超声检查的局限性

确定急诊超声检查在急诊科的应用范围

首先，要明白你要引入的超声检查范围很小。应从最基本的开始：即已被广泛接受的急要的超声检查，如腹主动脉瘤和创伤的腹部超声检查。当科室建立这个项目时，要把复杂一些的检查留待以后再做。要明白以下各方面：

- 超声检查是一种快速、安全的诊断急诊疾病的方法，应该成为严重外伤患者最初评估方法的一部分。
- 急诊诊断性超声检查最初应被视为一种回答某种疾病的是与否的工具，特别是在培训阶段，假阴性可能较多时。
- 成本核算方面也需要考虑：
  - 临床指征、风险和临床管理问题
  - 仪器投入、税收
  - 培训费用和对临床工作的影响
  - 对其他临床工作和同事的影响。
- 急要的急诊超声检查对下列疾病的评估具有明确的“附加价值”：
  - 躯干创伤的腹部超声检查
  - 有症状患者的腹主动脉瘤

- 血管通路。

得到并保持超声科的支持

广泛地征询意见，使放射科医生理解你的观点、了解急诊超声检查的适用范围有限，以及急要的超声检查对于改进急诊服务和提高服务质量是非常重要的。超声科的支持会确保急诊重点超声检查的引入是安全成功的。例如，需要有黄金标准(如 CT 或超声科正规超声检查的标准)急诊超声检查可以进行比较，特别是在培训阶段。

超声科的支持要靠数据来解决。业务方面不仅要看患者的数量、结果和费用，还要看效果分析，要向你的超声科同事们证明，你考虑了这些因素，而且你是致力于提供有效的、高质量服务，这些不会对他们的工作带来任何负面影响。

选急诊超声检查带头人最好是选那种将超声检查作为第二专业的人，并且具有上述类似性格的人。找到共同点是非常重要的——因为无论是你还是他 / 她都不希望急诊科的超声检查水平不高。大家都了解质量的重要性是非常重要的。记住，超声科的支持非常重要。得到超声科对仪器购买和急诊科超声检查人员培训方面的建议会使所有这些过程变得更加容易。

要理解超声科医生在工作量不断增加并且他们的确是自己的成就的受害者。要让超声科的医生们知道，你和你的科室会自己负责自己科室医生的培训工作，但也很希望得到他们的建议、支持和指导。目前超声科的医生临床工作已经很繁重，而且还要培训他们自己的年轻医生，所以他们有理由担心是否要培训更多的人员。

一旦你开始进行急诊超声检查，请与你的临床同事和超声检查人员分享你的经验(无论是好的还是坏的)。要么开临床会，要么开超声检查会，一方面可以更好地分享信息，一方面有助于教学和培训。

购买超声仪器的计划

首先，需要确定购买什么种类的仪器：

- 核算创伤 / 腹痛 / 中线部位超声检查的工作量
- 证明目前工作的困难是什么：例如，CT 扫查创伤的危险性/中线部位的并发症 / 腹主动脉瘤的漏诊

- 提供一份简单的急诊患者超声扫查的费用分析
- 提出一份急诊超声检查的效果分析：例如，减少X线检查带来的模糊的诊断/减少下班后的CT需求/增加临床医生临床诊断中的信心。

现在你已能确定一些限定性超声检查很有帮助：接下来是选择什么类型的仪器？

- 便携式仪器经久耐用，适用于急诊科，并可供多个开业医师使用
- 手推车或手提式（图15.1和15.2）两种各有优势。笔者更喜欢手推车式，因为它们安全，探头和图像的储存有更大的空间
- 对创伤和血管通路有合适的探头
- 合理的成本：具有好的图像质量的中等系统
- 合理的售后培训服务/维护支持服务
- 试用各种仪器（根据以上标准），从多家公司选择

关于仪器的购买，需要尽早得到主管领导的支持和理解。要将这项工作纳入科室的工作和统一领导下，并且要把所有的显性和隐性成本都计算在内。

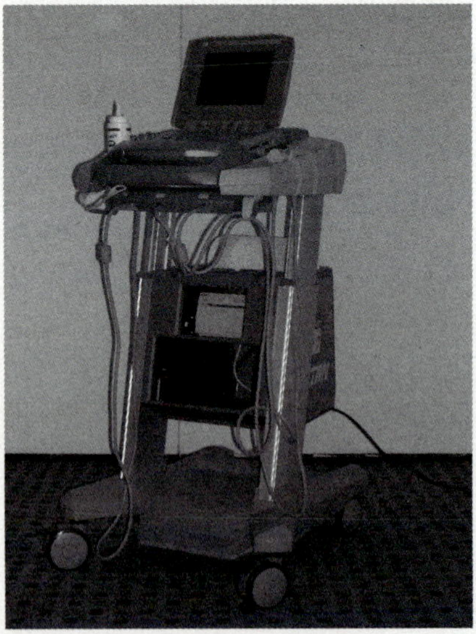

图 15.1　手推车式超声仪。

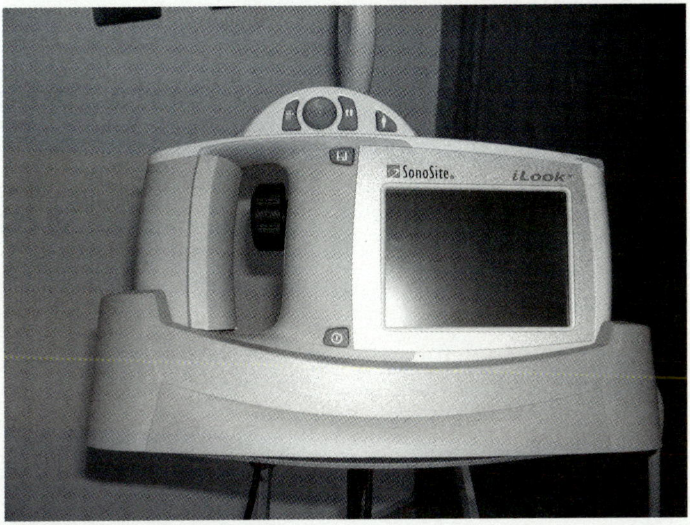

图 15.2　手提式超声仪。

概要

急诊超声检查并不是一种新生事物。急诊超声检查应被视为一种临床辅助手段。目的是改进患者的就诊过程。成本核算应综合考虑患者的需求、仪器的投入和税收。超声仪器必须符合这样的目的：便携、轻巧、耐用和具有打印、储存图像的功能。急诊超声的成功引入是要求急诊超声作为补充，而不是与放射科的正规检查来竞争。应该与放射科领导保持牢固的关系以相互信任。急诊科带头医生应负责推动与急诊超声有关的事宜，并应负责开展有规律的教学、审查和相关内容的更新，这三方面要受到同等的对待。由于急诊超声的局限性，急诊超声的使用必须恰当。

第 16 章

结　论

Russell McLaughlin, Justin Bowra

作者希望读者能在轻松愉快中阅读此书并获得指导。需要强调的是：

- 本书不能替代详尽的超声检查教科书。但是，读者也应该记住，临床超声检查医生并不需要有全方位的超声知识。
- 本书阐述的急诊超声检查的方法不是惟一有效的方法。

急诊超声检查医生所需要的超声知识和技能并不复杂，只需能回答一些是与否一类的临床相关问题即可。本章的主要目的是总结一下：当急诊科医生和科室考虑开展急诊超声检查时，应注意的主要内容。

临床

根据本书内容和推荐的培训方案，急诊超声检查医生应该回答下列问题：

有无腹主动脉瘤？
有无胸腔积液？
有无心包积液？
有无游离腹水？
有无膝上深静脉血栓？
髋部有无积液？
插管是否在合适的血管内或积液处？
软组织内有无异物？
有无胆结石？
有无肾盂积水？
有无子宫内妊娠？

这些问题只需要用是 / 否 / 不知道来回答。非这种问题或为其他没有受过培训的问题，要回答是很危险的。如果你不知道如何回答或需要回答一个困难的问题，那么你需要得到超声科医生的支持。

审查 / 质量控制 / 培训

我们建议急诊超声检查的学习和实践应以一种正规的、有组织的方式进行：

审查和质量控制

为了诊断正确、治疗恰当，所有的超声检查图像都应该定期进行审查。这种审查最好由急诊科的领头超声医生和超声科医生联合进行。

培训

接受培训的所有医生都应该纳入系统的学习，包括监督下的超声实习、课堂学习和结业考试。这个过程并不是标准化的；但是，如果没有国家一级的标准，这个过程要使开业医生达到可接受的当地急诊超声医生的标准。

管理

带头医生 / 科主任要负责与急诊超声检查相关的管理事宜。包括：

- 政治上：最重要的问题与超声科的关系。在这个新的服务领域中，让其他干系人知道急诊超声检查的好处和局限性也是很重要的。外科医生在得到检查结果后做好行动准备也很重要，如腹主动脉瘤、腹水和髋部积液。
- 投入和税收方面：包括购买超声仪器的成本核算。
- 审查 / 质量控制 / 培训：科室主任必须确保这三方面的所有问题都得到了解决，并且切记任何时候，患者的安全都是第一位的。

研究和前景

同所有临床实践一样，很重要的一点是，临床医生要在他们的领域内保持与新的研究成果同步、不断进步并实施循证医学成果。一些医生喜欢从事研究工作并将急诊超声检查作为一种研究工具。

虽然超声技术并不是一门新的技术，但是，超声在急诊科某些方面的应用却是新的。例如，急诊超声的应用范围正在不断发展，包括睾丸超声检查和眼睛超声检查。

老技术新应用的这个概念已驱动许多研究者考查研究超声检查在急诊科的应用。包括床边超声检查的研究课题可能被用做评估某些局部检查应用的手段。例如，对腹主动脉瘤患者，可以对将其送到手术室时进行的及时的急诊科超声检查的影响做评估，而这些患者一直以来在送到手术室以前是到超声科进行检查的。

有关急诊超声检查的研究可以分为几个层面：

- 技术创新：例如，计算机技术的改进、超声造影剂的改进、更小型的超声仪、3维超声检查。这些方面的研究来自超声仪生产厂家和放射学家或科学家。在各种技术应用于急诊临床以前，都会有数年的延迟期。
- 临床试验：例如，创伤的腹部超声检查、腹主动脉瘤的超声检查，其在急诊科应用的益处有许多来自世界各地医学研究中心的优秀的研究论文。但是，使用者研究成果以前，必须首先根据自己当地的实际情况严格地予以评价。
- 当地的验证研究：例如当要引入一种新的急诊超声技术时，如怀孕头三个月急诊超声扫查和胆管急诊超声扫查。引入新技术要基于其在其他中心的研究成果。

概要

总之，在急诊超声检查实施以前，必须考虑以上所有问题。开业医生必须明白相关的政治及临床方面的问题，并将患者的临床状况放在首位。急诊超声检查决不能代替良好临床判断。

⚠ 在听诊器使用方面是庸才的医生在超声使用方面也一样。

附录 1

有用的文书工作：工作日志

急诊超声日志样本

澳大利亚悉尼皇家北岸医院急诊科

急诊超声操作者（姓名及签字）........

....

日期和时间..

指征： □ 创伤 □ 深静脉血栓
□ 可疑腹主动脉瘤 □其他
□ 血管通路

描述： ....

患者详情

______

______

______

______

图像特点：(按实际情况打勾)	是	否	显示不清
游离积液在肝肾间隙	□	□	□
游离积液在脾肾间隙	□	□	□
耻骨联合上显示积液	□	□	□
心包积液	□	□	□
右心室异常	□	□	□
肺胸膜基底积液	□	□	□
腹主动脉瘤	□	□	□
膝关节以上深静脉血栓	□	□	□
左髋积液	□	□	□
右髋积液	□	□	□
其他积液（具体）....................	□	□	□

图像存盘？　　□是　　□否
硬盘拷贝？　　□是　　□否　　（请附在这一页后面）

超声诊断和时间……………………………………………………
最后临床诊断和时间………………………………………………
最后诊断依据（例如 CT）…………………………………………

放射科医生审核：姓名……………………日期…………………………

图像清晰？　　□是　　□否
如果清晰，解释正确？　　□是　　□否
其他诊断方法：

	确定诊断	驳倒诊断	注释
CT	□	□	
手术	□	□	
其他（如血管造影）	□	□	

附录 2

可以利用的组织机构

最新的有关资格认证和专业方面的信息及指导原则可以从下列机构获得。但这些并不是有关急诊超声检查的全部机构。

美国

- American College of Emergency Physicians(ACEP)
  - www.acep.org
- American College of Radiology(ACR)
  - www.acr.org
- American Institute of Ultrasound in Medicine (AIUM)
  - www.aium.com

澳大利亚

- Australian College for Emergency Medicine
  - www.acem.org.au
- Australasian Society for Ultrasound in Medicine（ASUM）
  - www.asum.com.au

英国

- British Association for Emergency Medicine
  - www.baem.org.uk
- British Medical Ultrasound Society
  - www.bmus.org
- Royal College of Radiologists
  - www.rcr.ac.uk

附录 3

参考文献

Beebe HG, Kritpracha B 2003 Imaging of abdominal aortic aneurysm: current status. Annals of Vascular Surgery 17:111–118.

Brenchley J, Sloan JP, Thompson PK 2000 Echoes of things to come: ultrasound in UK Emergency Medical Practice. Journal of Accident and Emergency Medicine 17:170–175.

Broos PLO, Gutermann H 2002 Actual diagnostic strategies in blunt abdominal trauma. European Journal of Trauma 2: 64–74.

Burnett HC, Nicholson DA 1999 Current and future role of ultrasound in the Emergency Department. Journal of Accident and Emergency Medicine 16:250–254.

Dart RG, Kaplan B, Cox C 1997 Transvaginal ultrasound in patients with low beta-human chorionic gonadotrophin values: how often is the study diagnostic? Annals of Emergency Medicine 30(2):135–140.

Durston W, Carl ML, Guerra W 1999 Patient satisfaction and diagnostic accuracy with ultrasound by emergency physicians. American Journal of Emergency Medicine 17(7):642–646.

Feigenbaum Harvey 1994 Echocardiography, 5th edn. Lea & Febiger, Baltimore, ISBN 0 8121 1692 5.

Hagen-Ansert Sandra L 1989 Textbook of diagnostic ultrasonography, 3rd edn. Mosby. ISBN 0 8016 2446 0.

Heller M, Jehle D 1997 Ultrasound in emergency: out of the acoustic shadow. Annals of Emergency Medicine 29:380–382.

Holmes JF, Harris D, Baltiselle FD 2003 Performance of abdominal ultrasonography in blunt trauma patients with out of hospital or emergency department hypotension. Annals of Emergency Medicine 43(3):354–361.

Jolly BT, Massarin E, Pigman EC 1997 Colour Doppler ultrasonography by emergency physicians for the diagnosis of acute deep venous thrombosis. Academic Emergency Medicine 4:129–132.

Kaddoura Sam 2002 Echo made easy. Churchill Livingstone, Edinburgh, ISBN 0 443 06188 2.

Kuhn M, Bonnin RL, Davey MJ et al 2000 Emergency department ultrasound scanning for abdominal aortic aneurysm: accessible, accurate, and advantageous. Annals of Emergency Medicine 36(3):219–223.

Lanoix R, Baker WE, Mele JM, Dharmarajan L 1998 Evaluation of an instructional model for emergency ultrasonography. Academic Emergency Medicine 5(1):58–63.

Ma O John, Mateer James R 2003 Emergency ultrasound. McGraw-Hill, New York, ISBN 0 07 137417 5.

Ma OJ, Mateer JR, Ogata M et al 1995 Prospective analysis of a rapid trauma ultrasound examination performed by emergency physicians. Journal of Trauma 38(6):879–'885.

Mandavia DP, Aragona J, Chan L 2000 Ultrasound training for emergency physicians – a prospective study. Academic Emergency Medicine 7(9):1008–1014.

Mateer J, Valley V, Aiman E et al 1996 Outcome analysis of a protocol including bedside endovaginal sonography in patients at risk for ectopic pregnancy. Annals of Emergency Medicine 27:283–289.

McMinn RMH 1994 Last's anatomy, 9th edn. Churchill Livingstone, Edinburgh. ISBN 0 443 04662X.

Nilsson A 2002 Knowledge of artifacts helps prevent errors. Diagnostic Imaging Europe

December 25–29.

Royal College of Radiologists. Faculty of Clinical Radiologists. 2005 Ultrasound training recommendations for medical and surgical specialties. London.

Schlager D 1997 Ultrasound detection of foreign bodies and procedure guidance. Emergency Medicine Clinics of North America 15:895–912.

Shih CHY 1997 Effect of emergency physician-performed pelvic sonography on length of stay in the Emergency Department. Annals of Emergency Medicine 29:348–352.

Sirlin CB, Brown MA, Deutsch R et al 2003 Screening ultrasound for blunt abdominal trauma: objective predictor of false negative findings and missed injury. Radiology 229: 766–774.

Taylor Kenneth JW 1985 Atlas of obstetric, gynecologic and perinatal ultrasonography, 2nd edn. Churchill Livingstone, Edinburgh, ISBN 0 443 08443 2.

索引